SEXYVIA

CURVY, BELLA E SEXY IN 5 MOSSE

Come Eliminare Inibizioni Scomode e Convinzioni Autolimitanti, Migliorando Te Stessa e il Tuo Aspetto con un Palco, Due Passioni e Tanto Sesso

Titolo

"CURVY, BELLA E SEXY IN 5 MOSSE"

Autore

Sexyvia

Editore

Bruno Editore

Sito internet

http://www.brunoeditore.it

Sommario

Introduzione

Hai sempre desiderato essere bella, ma in realtà ti senti grassa, inadeguata, goffa; in una parola: brutta. Da sempre. Ma in fondo sai che non è così. Sai che tu sei molto, molto di più. Ed ecco perché ti trovi nel posto giusto, al momento giusto, con il libro giusto tra le mani.

Sei pronta a iniziare un percorso verso te stessa? Sei pronta a realizzare il tuo desiderio più grande, il più inconfessabile, il più proibito? Senza bisturi, senza diete strane, senza ammazzarti di palestra, senza frustrazioni inutili? Sei pronta a diventare una nuova te stessa, che sei sempre tu, ma più consapevole e quindi più bella?

Perché tu sei già bella. Ed estremamente sexy. Non lo sapevi? Non te lo ha mai detto nessuno? Allora volta pagina e comincia a prenderci confidenza, perché la nuova te stessa se lo sentirà ripetere tante e tante volte. Sei pronta a diventare protagonista, a

SEXYVIA – CURVY, BELLA E SEXY IN 5 MOSSE

salire su un palco, a cantare? Avrai dei fan. Tirerai fuori un lato maschile che non sapevi di avere. Imparerai il burlesque. E poi farai un sesso meraviglioso. Di quelli che, solo a parlarne, la gente arrossirà e ti invidierà.

Alla fine non ti rimarrà che una sola cosa da fare: consigliare questo libro a quelle che si sentono ancora brutte.

Ma adesso tocca a te. Volta pagina e... buon viaggio!

Capitolo 1:
Be curvy, be sexy: travestiti da supereroina

Hai presente quella sensazione di disagio, sì proprio quella che ti prende quando ti presenti mascherata a una cena di gala anziché ad una festa di Carnevale, perché non avevi capito bene #dovecomequando? Sì, sì, proprio quella. Che ogni volta che esci dal mare e pensi di camminare leggiadra verso il lettino della spiaggia, sensuale come una sirena e figa come nel video di una canzone, in realtà ti senti una salsiccia cruda che cerca di non tagliarsi i piedi sui cocci di conchiglie e affondi nella sabbia fino quasi a scomparire. E sì, forse sarebbe meglio, pensi.

Ebbene, quella sensazione, hai idea che sia con te da sempre. Ti appartiene come una seconda pelle, come il fatto di avere gli occhi di un certo colore, come il fatto di avere l'utero retroverso oppure no. Insomma per te è un fatto oggettivo, non una sensazione soggettiva: una questione constatabile, in fondo, da chiunque. Si vede, è lì. «Be'? Forse non ve ne accorgete voi là fuori? Certo che ve ne accorgete. Me lo dite anche se non parlate».

E il perché lo sai benissimo: *sai, fin da quando eri bambina, di non essere fisicamente perfetta.* Sei consapevole addirittura dei difetti che non hai (una dote sovrannaturale!). Un rotolo di ciccia qua, un altro là. La pancetta, le smagliature (arhg!), le braccia molli, il lato b e i fianchi oltre l'umana comprensione, l'interno coscia che struscia col suo gemello (altro che thigh gap, tu eri una di quelle che metteva su Instagram la foto dei würstel al sole). Cose così. Cose che nella società del perbenismo estetico, dell'apparenza, della "bellezza" secondo canoni prestabiliti e a senso unico, proprio non vanno. Cose che ti fanno sentire il classico elefante dentro una cristalleria. Goffa, inadeguata, sbagliata. In una parola BRUTTA.

Disagio. È il tuo secondo nome, sì. Te lo senti così addosso, che te lo tatueresti. Vero?

Ebbene, mi spiace scardinare le tue convinzioni, mi spiace distruggere quella che forse vivi come una sicurezza, ma devo assolutamente dirti una cosa: *BRUTTA DE CHE?*

TU NON SEI BRUTTA. Non sei sbagliata, non sei inadeguata; forse solo un po' goffa, perché hai sempre ritenuto di occupare troppo spazio, ma ti assicuro che dipende soltanto dalla tua percezione di te. Come faccio a esserne così convinta? Perché mi trovo nella tua stessa identica situazione. Perché probabilmente anche tu, come me, *sei una ragazza CURVY.*

Curvy è un termine entrato in voga da qualche tempo, nato per indicare una certa categoria di modelle, e poi in senso lato, di donne dotate di misure fuori dallo stereotipo della taglia 38/40 e quindi di qualche sano rotolo di ciccia in più. Insomma curvy è una ragazza con le curve, appunto.

Ora: che il termine venga ormai abusato è un dato di fatto, e in molteplici sensi. Si usa per giustificare situazioni potenzialmente pericolose per la salute (cfr. grasso in eccesso/forte sovrappeso/obesità) oppure si usa a sproposito come dispregiativo.

Ma a noi non interessa, sei curvy semplicemente perché sei provvista di rotondità considerevoli in punti di un certo *spessore*: fianchi, seno, spalle, braccia, gambe, ventre. Come dici? Le misure esatte di una curvy? Davvero ti interessa saperlo, ammesso che siano definibili e incasellabili e importanti in qualche modo?

Mettiamola così: curvy si misura con la quantità di sguardi puntati direttamente sulle tue tette o sul tuo sinuoso lato b. Ma anche con la quantità di morbidezza che può entrare in una mano "acchiapposa".

Ti è mai capitato di sentire quegli sguardi ammiccanti? A me sì, spesso, *nonostante* le rotondità. E mi sono ritrovata a pensare altrettanto spesso: perché qualcuno mi guarda così se per questo specchio che ho davanti ogni santo giorno sono così *brutta*? Come è possibile che accada?

Poi è successo che ho comprato un altro specchio. Era usato, non tanto grande, un po' smussato agli angoli. Ma bello luminoso, molto riflettente e per niente deformante: quel che c'era dentro corrispondeva esattamente a ciò che aveva davanti. E me lo sono appeso in camera.

Dentro quello specchio, un giorno dopo l'altro, ho cominciato a vederci una verità nuova, a cui non avevo mai pensato. Forse ci ho visto quel che vedevano quegli sguardi lussuriosi, non so. O forse ho solo visto la realtà, ma il punto è che mi sono scrutata con altri occhi. E ho scoperto una cosa: che quelle curve, forse, non erano poi così male. Mi sono vista attraente. Mi sono fatta l'occhiolino, sì, come una perfetta deficiente. Ho sentito che chi stava dall'altra parte dello specchio avrebbe potuto facilmente scambiarmi per una tizia tutto sommato bella, e forse avere anche voglia di baciarmi.

Cavolo, davvero? Davvero ero io quella nello specchio? Davvero potevo essere addirittura *sexy*? Perché è esattamente così che mi sono sentita, un giorno, all'improvviso. *Sexy*. Le curve, le rotondità, le morbidezze, le pienezze erano sexy. Oh, mi è bastato fare un po' di ricerche pseudo-scientifiche (un paio di domande disinteressate qua e là) per capire che in quello specchio potevano esserci molti uomini e anche parecchie donne, con la voglia di baciarmi. Perché le curve in realtà SONO sexy, sono armoniose a vedersi e soddisfano le mani e le fantasie di chi le tocca; fattene una ragione, mi sono detta.

Credo però di aver cominciato a vedere dell'altro in quello specchio, oltre alle curve, quando mi è salita in gola per la prima volta la parola *sexy*.

Ma che vuol dire, esattamente, sexy? In realtà si tratta di un termine che ha ben poco di oggettivo, ma a cui di sicuro non si possono dare accezioni negative, in nessun caso: soggettiva di default, ma mai negativamente. Potente. Affascinante. E pure internazionale! E quindi alla fine, *anche dannatamente oggettiva*.

Wow.
SEXY.
Ha un bel suono, no? Evocativo. Di sesso, di attrazione, di misterioso, di conturbante. SEXY. Hai notato che fa quasi rima con CURVY? O comunque è assonante. E un motivo, seppur maledettamente assurdo, ci sarà.

Ma, ecco, una definizione precisa della parola sexy, a parer mio, non esiste. Come fai a essere sexy? Come fanno le tue curve a esserlo? Non lo so con certezza, ma so che se mi chiedessero di scrivere in un dizionario di sinonimi una definizione di *curvy*, il primo termine a seguire sarebbe *sexy*.

Sarà, appunto, perché in quello specchio a un certo punto ho cominciato a vederci anche dell'altro. Uno sguardo diverso? Una certa luce negli occhi che mai avevo visto prima? Una particolare posizione? O forse una questione di *pensieri*, che dentro di me stavano cominciando a cambiare e che da fuori erano in realtà già molto evidenti?

A forza di analisi, a forza di domande, a forza di rimanere ore e ore davanti a quello specchio, ho scoperto un'altra cosa: che sexy non sono solo le curve, perché se ci mettevo qualche amica più longilinea lì davanti, risultava sexy anche lei. Dipendeva forse dallo specchio stesso? Oppure dal fatto che, in fondo, sexy non è meramente una questione di qualità estetiche?

In realtà ho capito che sexy è un insieme di fattori, non per forza presenti contemporaneamente e non per forza in parti uguali. E

13

non per forza (esclusivamente) fisici. Sexy è come una ricetta con tanti ingredienti, e come ogni ricetta può risultare buona per qualcuno e non buona per qualcun altro. Quindi mi appare evidente che curvy può essere sicuramente sexy, ma che sexy può essere anche tante altre cose. Perché, come per ogni ricetta, ci possono essere più modi, diversi fra loro, per renderla buona, invitante, appetitosa.

Ecco: sexy è appetitoso. Sexy è leccarsi i baffi. Sexy è vedo/non vedo, sexy è l'attesa del piacere, cioè il piacere stesso, alla fine (giusto?).

Sexy è come ti poni, in poche parole. La postura, il modo di vestire, i gesti, lo sguardo, la voce. È come cammini. Come mangi. Come muovi le dita. Come decidi di portare le unghie. Come sai indossare un pantalone. Quindi sei sexy anche se sei curvy. O sei sexy proprio per quello! Perché a renderti sexy fuori, sono soprattutto i pensieri che hai dentro: sei sexy fisicamente SOLO se è sexy la tua mente.

Cosa centra la mente in una questione "fisica", mi dirai? Intanto ti accorgerai che non stiamo parlando SOLO di estetica e che corpo e mente sono più simbiotici di quanto pensi. E poi ecco: ti starai chiedendo con orrore "oddio e adesso che postura devo assumere? Che gesti devo fare? Che voce avrò?". Ok, no panic: non devi studiare nessuna posa, né fare esercizi di yoga acrobatico in bilico sul cornicione del tuo palazzo. Niente di tutto questo. Niente.

Devi solo pensare. PENSA "IN SEXY". È facile: se pensi sexy, sarai sexy. I tuoi gesti, la tua postura, il tuo sguardo, la tua voce saranno sexy di conseguenza. Non c'è niente di particolarmente difficile o articolato, né di universalmente riconosciuto: assumi l'atteggiamento "sexy" nella tua mente, come se ti stessi travestendo o entrassi in una parte scenica. Non perché tu debba fingere (si dice che nel teatro *tutto è finto, ma niente è falso* - Gigi Proietti – riflettici!), ma perché basta poco per trasformare il tuo modo di guardarti in uno specchio, i tuoi nuovi occhi sono il tuo nuovo specchio: basta richiamare alla mente il "costume" di una supereroina sexy; basta salire sul palco che è sempre lì a tua disposizione (e che vedremo nel terzo capitolo); basta ricoprire il ruolo da protagonista che ti spetta, che però – sappilo! – sei sempre, sempre TU. E tutto questo, se lo vuoi davvero, può

15

accadere in qualsiasi occasione. *Qualsiasi*. E non sarà mai finto, sarà solo qualcosa di nuovo.

C'è stato un momento nella mia vita, non il primo, ma nemmeno l'ultimo, in cui mi sono trovata in forte imbarazzo (una condizione a volte inevitabile, ma credimi, assolutamente inutile e fortemente limitante, ma questo lo vedremo dopo) perché nuda, dolorante, ammaccata e malata, davanti a orde di medici anche alle prime armi, in una clinica universitaria.

Ti assicuro che poche cose ormai mi imbarazzano nella vita, ma aver paura di un trattamento medico, in quelle condizioni oggettive, è davvero una situazione pessima. Tutto avrei pensato in quei frangenti, tranne di essere sexy. TUTTO.

Non ero solo goffa, non avevo solo problemi a capire e usare lo spazio intorno a me. Non ero solo grassa o "brutta", o imperfetta perché stavo MALE di salute. Lo ero davanti a gente sconosciuta, che mi scrutava e mi toccava. E mi infliggeva pene. Non so, forse per difesa, forse per istinto di sopravvivenza, forse per incoscienza (avevo meno di 30 anni), credo di aver indossato una sorta di maschera, mettendo poi "in scena" un personaggio, come ti dicevo prima. (E il mio palco in quel caso era un lettino d'ospedale). Un personaggio che al contrario di me non era imbarazzato, non si vergognava, non soffriva, non aveva paura; un personaggio sano, spavaldo, coraggioso, quasi oltraggioso. Forse in grado di sfidare tutto e tutti.

Credi fosse finzione? Forse sì, ma proprio come a teatro, non era falso. E dunque alla fine, ho capito che quel personaggio ero sempre io. Solo un'altra parte di me, prima nascosta, in grado di venire fuori al momento del bisogno, *come una supereroina*, da richiamare semplicemente indossando (o togliendo, come Superman) un paio di occhiali o un qualunque indumento, stupido quanto un reggiseno.

Il coraggio che indossavo quando svestivo quel reggiseno ad un certo punto è diventato direttamente proporzionale alla vergogna e all'imbarazzo che mi uccidevano dentro. Finché le due cose non si sono fuse insieme e infine annullate completamente fra loro. E sono diventata una nuova me. Valida in quei frangenti, ma richiamabile anche oggi all'occorrenza e piena di risorse inaspettate. Tanto che quando un giorno si presentò un dottorino bello e affascinante, le due facce della stessa medaglia, il coraggio e la vergogna, crebbero a dismisura contemporaneamente.

Ero brutta. Oggettivamente. Perché imbruttita da un disagio vero, da una malattia, da mille difficoltà. Anche se non si dovrebbe dire. Anche se poi in fondo, non poteva fregarmene nulla: l'unico desiderio in quel momento era stare bene. Ma certo, l'imbarazzo era un'ulteriore condizione invalidante, specialmente davanti a quel dottore così carino.

Così ho indossato quella maschera, quell'altra me. E ho fatto finta di niente, come se lui non esistesse nemmeno. Però cavolo se lo guardavo. Cavolo quanto avrei voluto non essere in quelle condizioni, forse per provarci o forse per scappare e basta, perché nemmeno da sana sarei stata capace né all'altezza della sua bellezza, pensavo.

Ma deve essere successo qualcosa di strano, quella maschera deve aver effettivamente funzionato. Perché, pensa un po', nonostante tutto quel che ti ho raccontato, il dottorino mi ha chiesto di uscire.

Già. Incredibile. Eppure non ero bella. Non ero un qualcosa che potesse definirsi attraente in nessun modo, o almeno così credevo. Ma penso in realtà di essere stata sufficientemente sexy. Quale altra spiegazione potrebbe esserci?

Come ho fatto dici? Com'era quella maschera, quell'altra me? Bé, rideva parecchio, sdrammatizzava, metteva ironia anche dove non ci sarebbe dovuta stare. Se ne fregava di tutto. E non faceva nulla per nascondere gli occhi dolci e sofferenti, dietro a quel sorriso. Non si curava delle imperfezioni, anzi le mostrava con dignità e orgoglio. Non aveva paura di dire che stava male.

Perché non c'è niente di più sexy dell'imperfezione e di come sappiamo "indossarla"; e noi siamo imperfette per definizione. Ricordi? All'inizio lo abbiamo detto: sei consapevole, fin da quando eri bambina, di non essere perfetta. Lo sono anche io. Ed è verissimo. Ma è bello proprio perché è così: accettalo. E amalo.

Lo so, fin da quando eri piccola hanno provato a convincerti di tutto l'opposto, è successo anche a me: la società, i compagni di classe, i ragazzi che hai avuto (o non avuto), talvolta i tuoi genitori. Anche alcune "amiche", le nemiche invidiose del tuo fascino di cui solo tu sei rimasta l'unica inconsapevole.

Allora fai questo esercizio:

• richiama alla mente una situazione in cui ti sei sentita attraente, o comunque libera dalla convinzione di essere brutta (c'è stato per forza!); per uno sguardo altrui o per una tua occhiata fugace dentro uno specchio nuovo; perché su un palco ci stavi davvero e ti ci sei sentita bene, o perché hai trovato un vestito che ti ha fatta sentire bella anche solo per un paio d'ore.

• Ora pensa a come ti sei sentita dentro in quella situazione: hai provato una sensazione particolare? Un movimento emotivo dentro la pancia, nel petto, nel modo di respirare? E hai assunto una posizione precisa? Tipo, il mento in alto o le mani spavalde sui fianchi, tanto per dire.

• Ok, allora rimettiti in quella posizione e permettiti di sentire di nuovo quella sensazione interna. E dalle un nome: Viola, Luna, Giada, Aurora, Andromaca, pinco pallina. Un nome che valga qualcosa per te. Sceglilo bene, perché quello sarà il nome di quella parte di te da richiamare all'occorrenza, quello sarà il nome di quella nuova te che ti farà sentire bella sempre, quello sarà il nome della tua *supereroina sexy*.

Essere bella è importante

Quindi sei curvy. E sei anche sexy. E hai una supereroina dentro con un nome che le hai dato tu! Come me.

Io sono una che ha passato metà della sua vita a sentirsi brutta e a disagio. Come sopra. E l'altra metà a cercare di capire a cosa sia mai servito sentirmi così. E sono arrivata ad una conclusione: **l'utilità del sentirsi brutte è pari a zero**. Anzi: sentirti brutta è anche controproducente, perché per la paura di mostrarti al mondo, ti autolimiti e rischi di perderti un mucchio di cose interessanti.

E allora la domanda sorge spontanea: davvero è così importante per te, per me, non essere brutta e quindi essere BELLA? Ora tu ti aspetteresti da me e da questo libro la solita risposta: "no, la bellezza esteriore non conta, conta solo quella interiore; la bellezza sta negli occhi di chi guarda. L'estetica non è importante."

Ebbene, ti darò una risposta completamente diversa: **essere bella è importante**. Anzi, fondamentale direi. E l'aspetto estetico conta, conta eccome. Ci vogliamo raccontare che, siccome non siamo capaci di apprezzarci per ciò che siamo, andiamo bene solo per quel che abbiamo dentro. No. Sbagliato.

Nella società odierna l'estetica conta molto, anche se in modo insano e distorto. Sono accettati come belli solo certi canoni, certe caratteristiche e certe misure. E questo influisce molto sul nostro modo di vivere la bellezza e l'estetica, è inutile negarlo.

Ma in realtà non è (solo) questo il motivo per cui la bellezza è importante per noi. Volenti o nolenti, siamo intrappolate in un corpo umano. Fatto di cervello, anima e cuore, sì, ma anche di carne. Di pelle. Di contorni.

Ecco, il corpo è il nostro contorno, il corpo è la nostra identità. La nostra faccia ci identifica, ci presenta al resto del mondo. In realtà le uniche a non vederla, se non esistessero gli specchi, saremmo proprio noi stesse. Ed è per questo che ci preoccupiamo di come possiamo apparire, perché il nostro corpo trasmette all'esterno ciò che siamo dentro, ma non possiamo controllarlo costantemente coi nostri occhi. Il nostro aspetto esteriore, la nostra identità dipendono alla fine solo da cosa "sentiamo" e non da cosa "vediamo" di noi, perché di fatto non ci guardiamo mai da sole, se non davanti ad uno specchio. E quando siamo per strada, in ufficio, in macchina, al mare, quello specchio non c'è.

Dunque essere belle fuori è importante perché dice agli altri che dentro ci *sentiamo* belle; che sappiamo di esserlo; o almeno che lo vorremmo. Essere belle ci permette in realtà di esprimerci per quel che siamo. Non credi?

Io ho scoperto con molta brutalità quanto possa essere terribile perdere la bellezza. Ho scoperto che per la bellezza si può soffrire in modo profondo e composito, tanto quanto per un amore. Perché è proprio di amore che stiamo parlando, quello più importante di tutti, quello verso noi stesse. Come potrebbe non essere fondamentale un fatto del genere?

Io ho preso fuoco, a 12 anni. Davanti al gas della cucina. Sono diventata una torcia umana e sono viva per miracolo. Poi ho passato mesi, anni, a combatterne le conseguenze. I segni li porto ancora addosso e li porterò per sempre, dentro e soprattutto fuori, visibili a tutti. Si chiamano cicatrici, qualcuno le chiama porte attraverso cui far passare comunicazioni fra anime, inudibili al resto del mondo (cfr. Frida Kahlo).

Ne ho il 25% del corpo ricoperto. Non sono belle, oggettivamente. E ho capito, mentre ero in ospedale e ancora non sapevo se sarei sopravvissuta alla disidratazione, al blocco renale, alla setticemia, agli autotrapianti, che sarei stata diversa per sempre.

Che non sarei mai stata "bella" nel senso convenzionale del termine, come una principessa delle favole, come quella che desideravo diventare. L'ho scoperto una mattina che, dopo l'ennesima medicazione devastante (le urla si sentivano fino all'ultimo piano, ogni giorno), tutti i dottori e gli infermieri intorno a me sono scappati per un'emergenza, sbattendomi la porta e un vento gelido in faccia; e sulle carni lasciate lì, senza protezione, nude, esposte, doloranti, sensibili.

Di fronte ad una vetrina che per pura fortuna non era uno specchio, ma che per pura sfortuna era sufficientemente riflettente. Mi sono vista lì, in quel vetro, per la prima volta: quella di prima dell'incidente non ero mai stata io. Sarei rimasta per sempre quella lì, quella intrappolata in quell'immagine riflessa. Con il sangue che colava su ferite non rimarginabili.

Dov'era quella di prima? Quella con la pelle normale? Bella, giovane, liscia? Perché, chi era? Esisteva? Ormai non lo penso più. Sono sempre stata così, da quando sono nata, credo.

E lì, in quel preciso istante, ho capito con brutalità quanto essere bella mi importasse. E soprattutto quanto NON esserlo per il resto della vita, mi importasse. Anche se alla fine non potrò mai sapere se lo sarei stata davvero, per come l'avevo sognato. E ormai non mi interessa più: perché poi bella lo sono uguale, proprio perché ho capito in quel preciso istante che si trattava di qualcosa di fondamentale e quindi l'ho inseguito a tutti i costi, soffrendo per anni, ma imboccando poi una strada di serenità; che è quella che sto cercando di trasmetterti ora con questo libro, con il presuntuoso obiettivo di farti saltare qualche passaggio di inutile

25

dolore. Dunque ho accettato che essere bella sia importante. E faccio di tutto per esserlo.

Penserai che sono superficiale. E che spenda il mio esiguo patrimonio in estetiste e trattamenti chirurgici. Ti rispondo con uno scenario ipotetico: se domani mi dicessero di potermi restituire la mia pelle normale (che aspetto avrebbe perdio??), con una sola operazione gratuita, io non credo che lo farei. Perché quelle cicatrici sono ME. E, che tu ci creda o no, ci sono affezionata. E fanno parte della MIA bellezza. Sono perversa? Forse, ma "stikazzi" (no, non è francese, è un metodo di cui parleremo dopo! Efficacissimo!).

Quindi cos'è che farei per esser bella a tutti i costi?

Ecco, qui entra in gioco un'altra considerazione importante: **definiamo bellezza**. Cosa significa essere bella? Esistono misure e criteri oggettivi per definire una donna bella? Ci sono due tipi di risposta a questa domanda, e sono diametralmente opposti: sì, esistono dei criteri oggettivi di misurazione della bellezza per questa società del "perbenismo estetico", come la chiamo io. E no, per te che leggi questo libro e per la gente comune, che normalmente non sfila su una passerella, la risposta è ASSOLUTAMENTE NO, non possono esistere criteri definiti.

Perché il segreto è tutto qua: *non esiste una sola bellezza.* La bellezza non è un concetto universale. E soprattutto essere bella non è una questione oggettiva. E nemmeno meramente fisica, anche se di estetica stiamo parlando.

Esistono tante bellezze quante paia di cosce camminano su questa Terra; e tu puoi scegliere qual è la tua e calartici dentro. Perché certe cose oggettivamente esistono, come il numero di taglia di pantaloni o di reggiseno che porti, ma non sono queste a rendere te una bella ragazza/donna.

E allora cosa ti rende bella? Il tuo modo di porti, la supereroina che è in te, (quella che puoi tirare fuori soltanto togliendo o mettendo un paio di occhiali, come Superman, o un reggiseno, come me), e i tuoi pensieri, che ti assicuro, da fuori si vedono e si sentono.

Bella non è (solo) una pelle liscia come la seta; o un paio di occhi azzurri. La bellezza è come tu vivi anche i tuoi rotoli di ciccia, le tue smagliature, le tue rughe, le tue gambe storte. Che se ci sono, sono inutili da negare, ma sono cose di cui andare fiera. Frida Kahlo, una "povera vittima disabile", era considerata terribilmente seducente perché fu capace di dipingere con orgoglio i suoi "difetti". Cosa ti suggerisce questo?

Tu sei bella nel momento in cui impari a conoscerti davvero, a sapere a memoria anche e soprattutto le cose che odi o hai odiato di più di te, e ad essere consapevole dei tuoi punti di forza.

Perché nel momento in cui sai tutto questo, hai in mano delle autentiche armi: i punti che consideri deboli, una volta individuati, li puoi sgonfiare dando loro meno importanza, *trasformandoli in arte* o esaltandoli con autoironia (e questo lo vedremo nel secondo capitolo), mentre i punti di forza li puoi valorizzare senza ritegno, accettandoli prima di tutto, prendendone coscienza senza paura e mostrandoli poi con fierezza (cose che nessuno, *nessuno*, ci ha mai insegnato a fare!).

Sai che c'è? Dillo che sei bella. Avanti, dillo a te davanti al tuo nuovo specchio. Dillo alla prima persona che incontri dopo aver letto queste righe. Ferma qualcuno e diglielo. Urlalo. Scrivilo su Facebook. SONO BELLA. Suona bene, no? Sei bella, coraggio. Non è autoconvinzione, è che davvero lo sei, nella tua unicità. Che non appartiene a canoni definiti da chissà chi, là fuori.

Sappi però una cosa: che essere bella non ti autorizza a sederti. Non oltre i prossimi 10 minuti, almeno. O per qualche doverosa pausa qua e là.

Quindi, dopo il momento di follia di cui sopra, siediti, anzi sdraiati, respira lento, riposati e ricaricati. Perché poi ti servirà molta energia. Perché implicitamente, pochi minuti fa, hai fatto una promessa: quella di *rimanere* bella anche dopo questo libro. E quella promessa la devi mantenere a tutti i costi, perché l'hai fatta alla persona più importante per te, l'hai fatta a te stessa.

E dunque? Dunque non darti mai per scontata e non sminuirti in nessun modo. Non metterti a confronto con le altre, non essere invidiosa, non essere gelosa, di nessuna. Perché tu vali tanto e

29

perché sai che ti stai occupando come meglio riesci di quel paio di diritti/doveri che non devi mai, mai scordare: prenderti cura di te, seguire un'alimentazione sana, praticare regolare attività fisica e continuare a sentirti bella perché lo è la tua anima, e perché sai che lo è anche il tuo corpo, con tutte le sue curve e con tutti i suoi difetti.

Ma ricordati anche di concederti delle pause; concediti di respirare. Datti il tempo per riprenderti, di riposarti, di dormire, di star ferma. Di piangere, di sfogarti se necessario. Di mangiare qualcosa di godurioso, ogni tanto.

Lo vuoi sapere un piccolo segreto che funziona per gestire bene le "pause"? Prendiamo ad esempio lo sgarro culinario: quando ti trovi davanti a qualcosa di cioccolatoso, chiedi a te stessa "ne ho davvero bisogno"? Mi serve oppure è solo uno sfizio, un capriccio, una richiesta insensatamente psicologica? Se rispondi sì alla prima domanda, mangia e scordatene. Non assimilerai più di tanto perché non ti colpevolizzerai, il corpo se ne dimenticherà come la tua mente. Ma se la risposta positiva è alla seconda domanda, allora girati dall'altra parte e vattene. Vedrai che se ti abitui a farlo ogni volta, prima o poi il tuo cervello ti dirà no in automatico e tu smetterai di mangiare schifezze inutili quando non ti servono. E a quel punto lo sgarro (o la pausa) che decidi di concederti diventerà sano e rigenerante, anziché dannoso, nonché assolutamente necessario!

Sviluppa la resilienza ai traumi e accetta che le tue fragilità siano bellissime e potenti
E tu mi dirai: ok, tutto bellissimo. Ma se non fosse "così semplice"? Se non fosse solo un problema estetico? Se la mia insicurezza e il mio disagio derivassero da ben altre questioni, più gravi, più profonde, più traumatiche?

Sai qual è il fatto? È che in realtà è sempre così: alla base c'è sempre qualcos'altro, che centra con l'estetica come i cavoli a merenda. Qualcosa di più o meno grave a seconda dei casi, ma il disagio e il sentirti brutta hanno sempre altre origini.

Bullizzata dai compagni di scuola; rifiutata da ragazzi vari; trattata male da uomini senza cervello (una volta uno, mentre eravamo a letto mi disse che assomigliavo ai soggetti di Botero. E non voleva essere un complimento, mi sa); non considerata bella dal tuo papà, il primo uomo della tua vita (succede, sì, eccome se succede). E poi ci sono gli incidenti, i problemi di salute, cose ancora più brutte.

Superare questioni simili, non è facile, per nessuno. E lungi da me la parte della maestrina che vuole insegnarti come si fa o che pensa di poter parlare di qualsiasi trauma al mondo, perché ne ha vissuti un paio. No, non salgo in cattedra, è una cosa che odio. Vorrei soltanto farti capire che esistono altre strade per sopravvivere e andare avanti alla grande.

Non esiste un modo uguale per tutti. Non esistono regole, non esistono percorsi prestabiliti. Però esiste una parola che è ingiustamente poco conosciuta e decisamente sottovalutata: si tratta della **resilienza**.

Indica la capacità di reagire ai traumi, ma anche in generale a situazioni negative che ci fanno stare male.

Dal semplice accettare una multa per eccesso di velocità quando pensavi di averla fatta franca, al trarre conclusioni positive da un'esperienza ospedaliera. In generale una buona resilienza ti fa rialzare in piedi dopo ogni caduta, più forte di prima.

Andare avanti ci tocca, tanto vale farlo nella maniera migliore che riusciamo a trovare, non credi? E a cadere, si cade sempre. La forza non sta nel rimanere sempre in sella alla moto, ma nel rialzarsi e risalirci con coraggio dopo ogni scivolata. Anche se con le ginocchia sbucciate, le mani scorticate e la paura addosso. Anche se lì per lì costa fatica: la moto pesa, non è facile rimetterla in piedi. Ed è ancora più difficile risalirci e ripartire, perché temi di farti di nuovo male.

Non impedirti di cadere. Non mettere un cuscino fra te e l'asfalto; se ci devi andare a sbattere, attutire la caduta non servirà a diminuire la tua paura. Cadi. Che sia per tua volontà (perché a volte ci buttiamo volontariamente giù dalla moto, per non finire in guai peggiori o perché semplicemente siamo stanchi o perché vogliamo farci male per risentire che siamo vivi) o per volontà del fato.

Cadi. Solo che, una volta a terra, quando già senti che qualcosa da qualche parte brucia, che un livido si sta formando, perché l'adrenalina sta scemando, comincia già a pensare che qualcosa di positivo c'è: innanzitutto ci sei ancora e ti puoi rialzare. Ed è già un ottimo punto di partenza. Poi datti del tempo: non subito, ma dopo qualche giorno, comincerai a capire perché sei caduta e a cosa ti serve rimetterti in sella e ripartire. In cosa ti può aver arricchito un'esperienza traumatica come questa. Che cosa ti hanno regalato alcuni giorni di immobilità o le sofferenze di qualcosa di rotto.

Senza quel trauma ora saresti diversa. Esteticamente, caratterialmente, mentalmente. E sei sicura che diversa ti ci vorresti? Che ti piaceresti di più? Non necessariamente. Magari il trauma ti ha insegnato qualcosa di te e del mondo a cui prima non pensavi. Non credi?

Chieditelo, perché lo stesso schema lo puoi applicare a qualunque caduta. Naturalmente più è grave e più tempo ci metterai a darti delle risposte.

Ma ti do un consiglio: d'ora in poi, ogni volta che ti senti male emotivamente per qualcosa, dopo una "caduta", chiediti "questo dolore è utile a qualcosa? Mi sfoga, mi aiuta, mi fa riflettere, mi tira fuori qualcosa di costruttivo?" Perché se la risposta è no, scoprirai una cosa che sosteneva già Cesare Pavese quasi un secolo fa: <<Ma la grande, la tremenda verità è questa: soffrire non serve a niente>>.

Specialmente, credimi, per il rapporto col tuo corpo. Una cosa talmente effimera nell'economia del tempo, che un giorno potresti pentirtene.

Se invece quel dolore ti fa conoscere una parte di te che prima era nascosta, lasciatene attraversare e "ringrazialo": ora fa parte del tuo bagaglio di esperienza e contribuisce a renderti più bella. Vale anche per le cose successe tanto tempo fa.

Allora ti dico: ti senti brutta perché in fondo credi di non aver mai superato un trauma infantile/adolescenziale? Ma sei davvero sicura di non averlo superato? Perché se sei qui a leggere, in un modo o nell'altro sei andata avanti. Ce l'hai fatta. E hai voglia di andare ancora oltre. E non sei uguale a prima: hai sicuramente qualcosa in più che altri non hanno.

Cosa centra questo con l'essere bella, curvy e sexy? Bè centra eccome. Quel trauma che ti ha resa diversa, ti ha resa contemporaneamente e inevitabilmente speciale. Sei UNICA. E credi che questa unicità non possa trasparire dal tuo sguardo, dal tuo atteggiamento, dalla tua postura, da come ti muovi, da come ti vesti, da come usi la tua voce? La tua bellezza è la tua unicità come persona. E dentro ci sta tutto, anche i traumi, anche le delusioni, anche quella sofferenza che solo così è diventata qualcosa di utile, anche le tue cicatrici, le tue smagliature, le tue belle curve, le tue paure. E la tua resilienza. Tutto.

Quindi prova a ribaltare tutta la prospettiva: pensi di essere brutta perché ti ci hanno reso quei traumi, quelle cicatrici, quelle curve che a volte senti ingombranti, quelle smagliature, quelle rughe? Ebbene, sappi che è l'esatto opposto: è proprio per tutte queste cose che invece SEI BELLA. Sei bella per le tue curve, per le tue smagliature, per le tue rughe, per le tue cicatrici. Sei sexy, tesoro. Perché sei curvy, curvy nell'anima: piena di sinuose linee tutte da scoprire, che collegano le tue esperienze direttamente al tuo cuore e poi, inevitabilmente, anche al tuo corpo. Quel che sei dentro si riflette fuori. Il tuo corpo è la tua mente. E viceversa.

E se dentro pensi di essere fragile, sappi una cosa: le tue fragilità sono bellissime e potenti. Sono una buona parte della tua unicità. Sono loro a renderti speciale e a renderti bella. Non le nascondere: accettale. Accoglile, abbracciale. Me lo hanno detto in tanti, nella vita: una mia amica, ad esempio, una volta mi ha fatto ripensare totalmente al modo in cui mi vedo, quando mi ha detto: «Le tue fragilità sono bellissime e io le adoro». E io ho pensato: se le adora lei, per quale motivo non dovrei farlo io? Così ho cominciato a guardarle in modo totalmente diverso dentro a quello specchio nuovo, che ho ancora oggi appeso in camera.

Talvolta, gli altri riescono a vedere in noi una luce che noi facciamo di tutto per nascondere. Forse ne abbiamo solo paura, perché quella luce è l'arma più potente che abbiamo. Le nostre fragilità in realtà ci rendono forti. Pensi di essere fragile perché ti commuovi quando Sam rischia di affogare pur di raggiungere Frodo e non lasciarlo solo nel viaggio verso Mordor? O perché soffri a non sentirti bella in spiaggia? O perché i contrasti con altre persone ti devastano? Sappi che tutto questo invece non fa altro che renderti ancora più bella. E interessante. Sensibile, profonda, particolare, affascinante e misteriosa. E quindi anche sexy.

RIEPILOGO DEL CAPITOLO 1:

- SEGRETO n. 1: *Curvy è sexy*. Essere bella e sexy è un atteggiamento. Assumilo e spacca tutto. Perché curvy è sexy!

- SEGRETO n. 2: *Pensa sexy*. E lo sarai. In automatico. Ogni tuo gesto lo sarà, anche il più goffo. Ogni tuo difetto lo sarà, anche e soprattutto il più evidente. Perché ti renderà unica e speciale.

- SEGRETO n. 3: *Non esiste una sola bellezza*. E la bellezza non è misurabile oggettivamente. Quindi permettiti di essere bella perché lo sei al di là delle misure!

- SEGRETO n. 4: *Accettati*. Pregi e difetti, buio e luce. Abbracciati, amati. Conosciti. Solo così potrai essere davvero bella e sexy.

- SEGRETO n. 5: *Travestiti da supereroina*. Quella che è già dentro di te. È una parte di te che puoi richiamare all'occorrenza e che ti salverà sempre da te stessa.

Capitolo 2:
Prenditi in giro con i superpoteri

Vorrei che tu facessi un esercizio. Prendi carta e penna e stila una lista di tutti i difetti del tuo corpo. Tutti: dall'unghia storta del mignolo del piede sinistro alla voglia di cavolo sulla guancia destra. Tutto ciò che percepisci come sbagliato, brutto, inguardabile o anche solo vagamente antiestetico.

Intanto, come esempio, ecco la mia lista:

- Sono tappa. Bassa e tozza. Il connubio perfetto.
- Profilo inguardabile, sembro UNO HOBBIT con il doppio mento. Chi mi fotografa di profilo, sa bene di rischiare la vita.
- Il doppio mento, appunto, ineliminabile anche se, subito dopo un dimagrimento repentino che sembrava essersi portato via anche il mento di troppo, è comparsa una ruga. In realtà la ruga e il doppio mento convivono felicemente sugli stessi 3 cm quadrati di sottomento.
- Gli occhi piccoli.

- Le ciglia corte.

- Troppe lentiggini in faccia, soprattutto sul labbro superiore, sembrano baffi (che poi in realtà ci sono pure, ma almeno quelli si possono levare un paio di volte al mese con una certa efficacia).

- Le spalle da rugbista.

- Le braccia da Capodanno (nel senso che starebbero molto bene con le lenticchie, al posto dello zampone).

- Le mani piccole con le dita tozze e corte. Niente di peggio (evviva le *almond nails*!).

- Le tette all'infuori. All'ingiù. E neanche troppo grosse, rispetto alla forza di gravità che proclamano.

- Pelle appesa sulla schiena. I vestiti con la scollatura dietro sono banditi!

- La pancia gonfia. Non aggiungo altro. Gonfia. Sgonfia. Gonfia. Soprattutto gonfia. Grrr!

- Le cosce. Queste sconosciute. Io non le ho mai viste, sotto allo strato di pancetta affumicata che le avvolge. Chissà come sono. Se qualcuno le trova, me le fa conoscere per favore?

- I polpacci da calciatore. Però, volendo, potrei essere una grande sportiva, tra spalle e polpacci!

- I fianchi non troppo femminili, stretti tipo tronco.
- Il sedere bellino solo con un certo tipo di slip. Ad esempio con i mutandoni della nonna. Oppure con una brasiliana. La via di mezzo è da aborrire.
- Le smagliature. Non ho smesso un attimo di fare lo yo-yo in vita mia. Certo che poi la pelle ne risente, poverina.
- Ah, a proposito di pelle, l'ho già detto: il 25% del mio corpo (il 30 con quelle da taglio degli autotrapianti) è ricoperto da cicatrici da ustione. Io ormai non le vedo nemmeno più; chi mi ama e mi sta intorno, nemmeno. Eppure ci sono e capisco che suscitino se non altro curiosità (ma ci sono persone che non fanno nulla per nascondere lo schifo, eh!).
- Unghie che si sfaldano facilmente (arigrazie *almond nails*!).
- Capelli fini, dritti come spaghetti, che non riescono a crescere più di tanto.

Bene, credo di avere finito. E tu? Hai terminato la tua lista? Ti sembra un film horror? Magari in quella lista volevi (e forse tempo fa avrei voluto anche io) trovare cose come "alta minimo 1,70, non più di 55 kg di peso in totale fra massa magra, massa grassa (*vade retro*!) e acqua, comprese le gocce di sudore". E nell'ordine: occhi chiari e magnetici, capelli lunghi e sempre morbidi, ciglia lunghissime, labbra carnose, braccia lunghe e aggraziate, mani affusolate, due grandi tette sode e alte, che guardino possibilmente all'insù e che si tocchino proprio nell'incavo del décolleté, una pancia piatta, anzi possibilmente concava, un bel sedere sodo e alto, rotondo e "da acchiappo", uno stacco di coscia non indifferente con tanto di *thigh gap* e infine piedi aggraziati, preceduti da caviglie affusolate.

Il tutto accompagnato da una pelle liscia, morbida, idratata, priva di qualsivoglia ruga, anche solo d'espressione, senza smagliature e senza inestetismi di alcun genere, figuriamoci la tanto temuta cellulite. Ah, dimenticavo il "sempre abbronzata" o giù di lì. Insomma, una Barbie (che notoriamente, riportata alle proporzioni di donna reale, risulterebbe peggio della bambola Chucky).

La domanda è: conosci altrettanto nel dettaglio anche le caratteristiche di una mente attraente? No? Ecco, questo spiega molte cose del tempo in cui siamo immerse. Se ci pensi bene, il concetto di bellezza è davvero relativo. Nel XV secolo, ad esempio, era considerata bella una donna come la Venere di

Botticelli, una che oggi non farebbe fatica a essere additata come cicciona, così, senza tanti complimenti, altro che curvy. In certe parti del mondo, ancora oggi l'ideale di bellezza è più o meno quello, se non ancora più abbondante. Dunque? A quando risale la verità?

Adesso ti chiedo di mettere, accanto a ogni punto della lista, la risposta a questa domanda: rispetto a chi? Rispetto a cosa credo che sia un difetto? Poi, ancora accanto, scrivi invece un tuo punto di forza che sia contrapposto a quel "difetto" e che può anche non essere di natura estetica. All'inizio sarà difficile, ma con il tempo potrebbero venirtene in mente alcuni a cui non avevi mai pensato.

Il prossimo passo è il seguente: *come posso risolvere uno di quei difetti?* Se si tratta di mangiare sano, fare attività fisica o curarsi un po' di più, allora scrivi la soluzione a quel singolo "difetto" e mettila in pratica. Se la soluzione invece non c'è, è inutile perderci tempo; piangi, disperati, rotolati nel fango se necessario, ma alla fine c'è solo una cosa che puoi fare, a parer mio: *accettare di avere quel difetto.*

Anche quel difetto è parte di te. È te, volente o nolente. Vuoi migliorarlo? Puntaci sopra un riflettore, guardalo da vicino, esplorane ogni piega. E poi decidi cosa farne. Vuoi farlo diventare un tuo personalissimo tratto caratteristico? Magari con un accessorio che ti contraddistingua, vistoso, colorato, anche tintinnante? Oppure non vuoi nasconderlo, ma in realtà vuoi metterlo in mostra con un bel tatuaggio? Oppure pensi che vada soltanto coperto, per farti sentire più a tuo agio? In ogni caso, facci pace. Fanne un punto di forza, un tratto distintivo, un'unicità, un punto fermo da cui partire per costruire il resto di te. Quel "difetto" ti rende unica rispetto a chiunque altro. Ricordalo sempre!

Ora riguarda i punti di forza che hai scritto: quanti sono? E sono evidenti? Oppure li percepisci ma non li fai mai uscire fuori? In quest'ultimo caso la regola è una sola: valorizzali nel giusto modo, con abiti adeguati, con colori consoni, con tagli adatti, con accessori. I "difetti" passeranno automaticamente in secondo piano.

Il discorso vale anche per le tue caratteristiche interiori. Mettile in primo piano con il tuo modo di essere e di porti, con l'atteggiamento. Non avere paura di mostrarti per come sei perché, l'abbiamo già detto, è proprio quello che sei a renderti bella, se te lo permetti.

Allora ricorda: scrivi, rileggi, riscrivi, analizza; e poi accetta e valorizza, renditi unica e inimitabile. Questo aumenterà a dismisura il tuo sex appeal. Altro che bella, diventerai una bomba sexy. E comincerai ad accrescere la tua autostima. E poi c'è un altro modo per rendere quel "difetto" una caratteristica di cui andare fiera: usare i tuoi superpoteri. In fondo sei una supereroina no? Ne parleremo fra poco.

Dell'autostima, questa sconosciuta, e del perché puoi lavorarci solo tu

Eh sì, autostima è una delle parole più usate e abusate dei nostri tempi. Anzi, direi senza troppe remore che è una parola "stuprata". Capita anche a te di sentirti dire cose tipo: «Ma se sei bella e brava, te lo dicono tutti... come fai a non avere autostima?» A me capita spesso, ma in realtà non funziona così: possono dirmelo anche cento persone che sono bella e brava, ma nessuna di loro mi "procurerà autostima", perché si tratta di considerazioni provenienti dall'esterno.

Cosa significa davvero il termine autostima? La chiave è "auto", che viene da sé stesso, più o meno. Quindi autostima, per definizione, è la stima che viene da te stessa. È tua, soltanto tua! E questo la rende ancora più preziosa di quello che hai pensato finora. È un concetto fondamentale per amare te stessa, che può partire solo da te, arrivare solo a te e rimanere soltanto tuo. Perché non inseriscano l'insegnamento dell'autostima nei programmi scolastici per me è ancora un mistero (oppure mi piace pensare che lo sia), ma dovremmo imparare fin da piccole cos'è l'autostima e perché, soprattutto, dipende esclusivamente da noi stesse.

Attenzione, non ti sto dicendo di "tirartela" senza alcun motivo: ti sto dicendo di "tirartela", ma essendo consapevole del perché. Ovviamente estremizzo il concetto: non devi certo andare in giro a sbeffeggiare chiunque pensando di essere la migliore, con la classica puzza sotto il naso. Ti sto dicendo solo di essere consapevole di te stessa, dei pregi, delle potenzialità, dei difetti, dei margini di miglioramento, ma anche e soprattutto dei limiti invalicabili. Ecco una cosa che manca alla lista di prima (tornaci su ogni tanto, è una lista in divenire e puoi cambiarla, cancellare cose, aggiungerne...): i limiti. I limiti da superare e quelli che ti concedi invece di far rimanere tali, perché anche quelli servono a darti un equilibrio.

Autostima significa *amarti*. Se ti ami tu, gli altri lo faranno di conseguenza. E anche se gli altri non ti amassero, ti importerebbe ben poco. Perché se tu *ami te stessa*, il resto del mondo potrebbe anche sparire, o almeno potrebbe farlo l'opinione che il resto del mondo ha di te.

Vuoi un piccolo esercizio per cominciare a prendere confidenza con la tua autostima? Impara a fare caso a ogni singola volta in cui parli di te: quanti termini negativi usi? E quanti positivi? Scommetto che sono più i primi dei secondi. Quindi, procedi in questo modo:

- Individua il termine negativo (Brutta? Goffa? Stupida? Rompiscatole?).
- Correggilo subito con qualcosa di positivo.
- Non usare un termine negativo con una negazione davanti,

perché il tuo inconscio non tiene conto dei "non", ma solo delle parole che userai. Perciò non dire "non sono brutta", perché il tuo inconscio capirà solo "brutta", ma di' semplicemente "sono bella". Usa le affermazioni e non le negazioni.

- Arriverà il momento in cui ti bloccherai prima di pronunciare il termine negativo e userai solo quello positivo.
- E, infine, un giorno tutto questo non sarà più così macchinoso: l'intero processo ti verrà naturale, quindi penserai di te stessa in positivo e basta.

Perché è importante che tu impari a parlare e a parlarti con i termini giusti? Perché in questo modo instauri un dialogo con la tua parte inconscia, quella che in seguito ti dirà di amarti proprio a causa di tutti i termini positivi con cui ti autodefinisci.

C'è poi un altro passo che puoi fare verso l'amore più importante di tutti, quello verso te stessa. Fai caso a cosa ti fa stare bene, individua quali sono le situazioni che ti fanno stare male e quelle che ti rendono serena, ammetti con te stessa quali sono le persone che ti fanno stare male e quelle che invece sanno sempre regalarti un sorriso. E poi inizia a eliminare situazioni e persone negative, anche senza pietà, se necessario. Te lo devi. Ti sentirai più leggera e soprattutto avrai fatto qualcosa di davvero utile per amarti.

L'autoironia, il superpotere della supereroina che è in te

L'autoironia, questa sconosciuta. Pensi che prenderti in giro da sola sia avvilente o che ti sminuisca in qualche modo? Be', lascia che ti dica che è vero l'esatto opposto. Te lo dice sempre la stessa radice: "auto". Viene da te, quindi puoi giocarci quanto ti pare. Ad esempio valorizzando i tuoi punti di forza, come detto prima; se sei brava in qualcosa, scherzaci su: farai vedere che lo sei e ne sei consapevole, ma senza farlo pesare e anzi rendendoti divertente. Oppure puntando un riflettore magico sui tuoi difetti e dando agli altri un punto di vista speciale per guardarli; e non lasciando a nessuno la facoltà di farlo al posto tuo.

Capisci? Le prese in giro dei bulli delle medie non sarebbero mai esistite con una buona dose di autoironia. Anzi, facciamo così: non sono mai esistite, per davvero. Va bene? L'autoironia è un superpotere che abbiamo tutte, ma che spesso trascuriamo, perché come al solito nessuno ci insegna a usarlo. Ma siamo superorine, tu sei una supereroina, quindi indossa (o togli) quel famoso reggiseno e diventa la "super Tu", tirando fuori anche la tua capacità di scherzare su te stessa. L'autoironia è un'arma potentissima che ti può aiutare ad accettare anche le cose di te che pensi di odiare di più. Cercala, perché anche tu ne sei dotata e, una volta che l'avrai scovata, non potrai più farne a meno!

Ti starai chiedendo: prendersi in giro non è un po' in contrasto con l'esercizio per l'autostima fatto poco fa, quello sui termini negativi? In realtà no: il segreto sta nel non usare termini dispregiativi nemmeno nello scherzo e quindi ironizzare con molta leggerezza e, soprattutto, con molta classe. Qualche parola più colorita è ammessa, purché dentro di te abbia l'accezione che soltanto tu vuoi darle. Ad esempio, io scherzo molto sul fatto di essere "vecchia", ma dentro di me quella parola non ha un significato negativo, la vivo come una faccenda inevitabile e anche interessante, solo che agli altri fa ridere quando la uso a sproposito, per giustificare le mie défaillances.

Ma come si fa a "diventare" autoironici? Torna al difetto di prima

– magari a quello che ti dà più fastidio, quello di cui ti vergogni di più – e trasformalo in una battuta, dagli un nome buffo, fanne un cavallo di battaglia su cui ridere con tutti (senza esagerare però, non devi sottolinearlo di continuo, basta saperci ridere all'occorrenza). Rileggi la lista dei miei difetti fisici, all'inizio di questo capitolo: un po' di superpotere lì l'ho messo. Prova a riscrivere anche tu la lista con l'intento di prenderti un po' in giro, per liberarti dai brutti pensieri e per farti una bella risata. E non per flagellarti.

Se proverai a scherzare su te stessa a ogni buona occasione, prima o poi anche questo ti verrà automatico. E vedrai quanto ti divertirai, perché anche gli altri si accorgeranno che possono permettersi di scherzare con te senza ferirti. Così, quel famoso difetto preso all'inizio del paragrafo diventerà qualcosa con cui fare amicizia e agli altri apparirai sicura e divertente. Anzi, *sarai* più sicura e divertente.

Come potrai avere paura o vergogna di qualcosa che fa ridere te e le persone che ti stanno intorno con tanta serenità? E che ti trasforma in qualcosa di unico e speciale? Che ti rende assolutamente diversa da chiunque altro? Penso che ormai avrai capito che essere diversa non è una questione negativa, come forse pensavi quando eri adolescente: essere diversa è ciò che ti rende bella. Quindi accorgiti delle tue peculiarità e vestitene con oltraggiosa sicurezza! Solo così sarai davvero sexy.

RIEPILOGO DEL CAPITOLO 2:

- SEGRETO n. 1: *Scrivi tutti i difetti del tuo corpo e perché li reputi tali.* Metterli nero su bianco ti aiuterà a prendere consapevolezza di cosa ti ha fatto soffrire finora. E ti farà rendere conto di quanto siano poco spaventosi i tuoi mostri estetici.

- SEGRETO n. 2: *Chiediti se quei "difetti" sono risolvibili.* Se la risposta è sì, programma come riuscirci e metti in atto delle azioni mirate. Altrimenti...

- SEGRETO n. 3: *Accetta i "difetti" che non puoi cambiare.* Sono parte di te, sono te. E ti rendono unica. Abbracciali e facci pace. E poi...

- SEGRETO n. 4: *Prendili in giro. Prenditi in giro.* L'autoironia è una risorsa potente, è il tuo superpotere da supereroina. Fai dei tuoi difetti la tua arma segreta. Con l'ironia diventeranno divertenti, speciali e bellissimi.

- SEGRETO n. 5: *Sull'autostima puoi lavorare solo tu.* È tua e parte da te. E l'autoironia può aiutarti a valorizzarti e a credere di più in te stessa. Questo percorso "estetico" corrisponde in realtà a una crescita interiore che ora nemmeno immagini!

Capitolo 3:
Sali su un palco e canta!

Se ora ti dicessi di uscire di casa in ciabatte con un vibratore in mano, lo faresti? Ovviamente no, giusto? Bene, abbiamo una vaga idea di cosa sia la pubblica decenza, una sorta di pensiero comune che ci impedisce, attraverso limiti e filtri, di fare sonore figure di m*** o di dare fastidio al prossimo.

Tuttavia un problema c'è: questa idea di dovere necessariamente apparire in un certo modo agli occhi degli altri ci frega parecchio. Già, quante volte non hai fatto qualcosa perché "poi chissà cosa pensano gli altri"? Chissà quella salsiccia albina del primo capitolo che figura farà. *Sono brutta, sono goffa, non sono capace. Sono ridicola.* Ecco, cose così. Di' la verità adesso, dilla a te stessa: quante volte ti dici queste frasi in una settimana? Quante volte in una vita ti sei autoproibita qualcosa?

Ecco, c'è una differenza quindi, c'è un bel confine fra ciò che è indecente pubblicamente e ciò che invece consideriamo ridicolo. In quest'ultimo caso significa che siamo inibite. Dall'opinione pubblica? Dal pensiero altrui? Solo in parte. In realtà ciò che ti limita davvero, cara bellezza curvy e sexy, sei proprio tu. Le inibizioni che ti autoinfliggi possono proteggerti dal giudizio delle persone, è vero, ma se te ne lasci governare, non potrai mai essere bella. Né godere davvero. E quando dico godere, intendo in tutti i sensi (ma questo lo vedremo più avanti).

Quindi, la prossima, fondamentale mossa è *libera te stessa* dalle inibizioni scomode, quelle esagerate, quelle inutili, quelle costruite sulla tua idea distorta di come ti vedono o ti dovrebbero vedere gli altri. E, ti avverto, per farlo può essere che tu debba superare, anche solo un po', quel limite di decenza pubblica di cui sopra. Ma solo un po' e solo per qualche minuto. Ti aiuterà a capire qual è il confine e qual è la giusta definizione di inibizione scomoda e autolimitante.

Libera te stessa

Lo so, tu non pensi affatto di essere prigioniera di qualcosa o di avere chissà quali catene: ti senti libera, giusto? E va benissimo, è una bella sensazione. Ma ti faccio un solo esempio banale per farti rendere conto di quanto, invece, potresti essere legata e limitata da certe convinzioni. Se io ti dicessi di indossare un costume da vampira sexy ad Halloween o a Carnevale, di quelli succinti, con il ferretto spara-tette in bocca, con il gonnellino giro inguine, gli stivalazzi alti e il mantello che striscia a terra, tu lo faresti? Usciresti di casa conciata così per arrivare a una festa in maschera? Se la risposta è sì, puoi saltare questo capitolo.

Se invece la risposta è no, allora c'è qualcosa da rivedere. E, bada bene, non ti sto chiedendo se ti piaccia un travestimento del genere, o se sia decente o volgare, o se corrisponda o meno alla tua personalità; ti sto chiedendo solo *se* lo faresti. Vuoi un altro esempio per capire meglio? Se ti chiedessero di indossare lo stesso costume su un palco per un film o un'opera teatrale, dove non è necessario che tu sappia recitare, ballare o cantare, ma dove devi semplicemente fare la comparsa muta per cui ti pagano pure, lo faresti? Se la risposta è sì, come detto prima, salta al capitolo successivo; altrimenti vale la pena che tu legga le prossime righe.

Non ti ho fatto degli esempi a caso, ho parlato di situazioni che comunque non supererebbero mai il confine della pubblica decenza. Certo, se ti avessi chiesto di fare la stessa cosa per strada alle 7:00 di mattina in un qualunque giorno dell'anno, non sarebbe successo niente, ma quel confine forse lo avremmo oltrepassato. Ma ti ho parlato di situazioni controllate: Halloween, Carnevale, un palcoscenico o un set. Luoghi e occasioni in cui certe cose, normalmente impensabili, per definizione diventano "lecite". E chi le fa, non perde certo la faccia o il pudore. Dunque perché la tua risposta istintiva è stata un secco no?

Perché sei provvista di quelle scomode limitazioni di cui parlavamo prima: le inibizioni. Che nascono da convinzioni dannose come "tanto sono brutta", "tanto sono goffa", "è meglio se faccio la tappezzeria", "per carità non voglio mettermi in mostra". La più terribile è "ah, ma io sto bene così". Lo pensi davvero quando lo dici? O vorresti, segretamente, essere sul red carpet a farti acclamare dal pubblico anche tu, ogni tanto?

Bene, appurato che le inibizioni scomode albergano in te, la domanda sorge spontanea: cosa devi fare? Mah, io le butterei via in blocco. Ma capisco che non è facile e, soprattutto, che ci sei talmente affezionata che penseresti di buttare via anche una parte di te. Allora facciamo così: non eliminarle del tutto, tienile comunque da parte, perché ti aiuteranno a ricordare chi sei (o chi eri) e quanta strada hai fatto. Solo non lasciare che prendano il sopravvento. Come? L'imperativo è uno solo: *libera te stessa*. Non hai bisogno di sbarre per essere imprigionata, ti bastano le tue convinzioni: smantella quelle e proverai una sensazione di libertà mai immaginata prima.

Ma cosa vuol dire liberarsi? Come si fa? Non c'è un'unica via, una uguale per tutti, ma in ogni caso devi essere pronta a buttarti. Devi solo chiederti: Voglio essere bella? Voglio essere attraente? Voglio sentirmi meglio con me stessa? Voglio vivere più serenamente? Se la risposta è sì, allora non c'è altro da aggiungere: buttati!

Per liberare te stessa, il segreto è *provare delle sensazioni che non ti sei mai permessa di provare prima* e magari toccarne anche qualche estremità, cioè andare oltre quel famoso confine tra convinzione limitante e pubblica decenza, solo per qualche minuto, e poi tornare indietro quando ti pare. E per provare queste fatidiche sensazioni, ci sono azioni che funzionano più di altre, perché scaturiscono da elementi di te che sono istintuali e atavici per natura. Ecco quindi cosa puoi fare

Canta

Mi dirai: «Per carità sono stonata!» Oppure: «Ma io canto sempre!» Davvero? E cosa? E dove? Sotto la doccia? Mentre spazzi il pavimento? E a che volume? No, forse non ci siamo capite. "Canta" significa "buttaci dentro tutto il fiato che hai". *Canta a squarciagola.* Qualcosa che ti piace tanto, che ti fa impazzire, soprattutto qualcosa che non credi di essere in grado di cantare. Pensa solo che lo puoi fare, che nessuno ti impedisce di usare le tue corde vocali. Sono tue! Decidi tu cosa farne.

Perciò *canta.* Ancora e ancora e ancora. Vuoi superare il limite? Non farlo solo dentro casa (in orari permessi dal condominio, ovvio, questo non vuole essere un incitamento a delinquere!), fallo per strada, magari dove nessuno ti conosce e non tornerai più, fallo in un locale con il karaoke, fallo in un bosco o davanti al mare deserto di inverno o di notte. Ma fallo! Mettici dentro tutti i tuoi sentimenti, permettiti di provare le sensazioni che cose potenti come il canto e la musica ti possono regalare. Non metterti dei freni, non pensare di essere stonata, fregatene. Perdi la voce, se necessario, l'importante è che poi per qualche giorno la tieni a riposo e la recuperi. Ma fallo.

Se le sensazioni che provi nel farlo ti fanno sentire a posto e libera, valuta la possibilità di prendere lezioni di canto, così la prossima volta eviterai di perdere la voce. Perché imparare a cantare non è soltanto per chi vuole farlo di professione o per chi lo sogna da sempre. Imparare a cantare significa, fra le altre cose, imparare a usare una parte del nostro corpo correttamente, una parte che nessuno ci fa conoscere nel nostro percorso di crescita, una parte preziosa, che va curata come le altre, se non di più, perché oltre a essere un "apparato" del nostro organismo (quello vocale/respiratorio, appunto), è uno dei modi più aulici e importanti che abbiamo per esprimerci e comunicare.

La voce

La voce ci identifica tanto quanto il viso e il corpo. Imparare a cantare significa imparare a usare bene la voce, a trasformarla in ciò che ci serve (per parlare in pubblico, per insegnare, per liberare i nostri sentimenti, per comunicare qualcosa, per farci ascoltare anche solo dal partner o dai figli, per sedurre!), e a veicolare i nostri pensieri in direzioni positive.

Perché il canto è pensiero prima ancora che voce. Lo strumento è interno ed è diverso da qualunque altro (un pianoforte lo tocchi, in un flauto ci soffi dentro un po' di te stesso, ma la voce parte da te e lo strumento sei tu, il tuo corpo, le tue casse di risonanza, i tuoi tessuti, la tua mente). E per muovere questo strumento, devi imparare a comunicare profondamente con te stessa, soprattutto con la tua parte inconscia, quindi devi usare il pensiero. Cantare è prima di tutto pensare.

Lo dico da cantante: ho iniziato a studiare partendo da una voce potente, ma non educata, e ci ho messo tanti anni e tanto sacrificio per capire che potevo ammorbidire sia il mio corpo sia la mia mente; e ora che ci sono in gran parte riuscita, so che è stato il mio modo di pensare ad avermi portata ad un buon risultato.

Ma lo dico anche da insegnante di canto: ho visto tanti allievi arrivare alla prima lezione timidi, inibiti, frenati, stonati persino.

E dopo qualche tempo uscire spavaldi, sicuri, non solo intonati ma favolosi, rilassati e più in connessione con sé stessi, semplicemente perché avevano imparato a cantare usando il pensiero.

Cantare, e insegnare canto, mi aiuta a indagare me stessa, a capire certe cose di me che sarebbe stato impossibile comprendere in altro modo. Comunico con me stessa attraverso la mia voce. Mi libero, mi punisco all'occorrenza, quando proprio non trovo altro modo per espiare una presunta colpa (anche questo è umano e non c'è modo più bello e meno dannoso per farlo), butto fuori tutti i miei sentimenti: paura, rabbia, dolore, tenerezza, amore, desiderio di essere qualcun altro per un attimo, di vivere un'altra vita attraverso un personaggio, una canzone, un genere.

Cantare è liberatorio per natura, è comunicare per definizione, è stare in contatto con sé stessi, con il proprio corpo, con la propria anima e con il proprio cuore, che in quegli istanti diventano un tutt'uno. È strabiliante cosa possa fare il canto, è una vera e propria magia, impossibile da spiegare solo con il meccanismo di funzionamento della respirazione (fondamentale anche per vivere bene qualsiasi altro tipo di esperienza nella vita e per mettersi in connessione con il proprio corpo e con il proprio io interiore), delle corde vocali, delle casse di risonanza o delle leggi della fisica acustica.

Vuoi un esempio? Quando interpreto sul palco un personaggio veramente cattivo, folle e sanguinario, libero letteralmente tutta quella parte di me che per natura umana ha qualcosa di perfido, di maligno, di invidioso, di pazzoide.

Recentemente ho vestito i panni di Lady Macbeth in un'opera rock, tanto per dirne una. Farlo è stato davvero catartico: mi sono resa conto di essere anche quella lì e di potere comunque domare o fare uscire solo in quel contesto la parte maligna di me, solo su quel palco. E al contempo sfogarla: ora è talmente soddisfatta, quella parte di me, che non le serve altro. A me, oltre agli applausi, sono rimaste solo sensazioni positive: la negatività superba l'ho lasciata là, al pubblico. A cui comunque ho comunicato tanto, soprattutto di me. Sono sensazioni incredibili. Tutto il corpo vibra trascinato dalle emozioni.

Come pensi che questo non riesca a liberarti? Fallo allora. Canta. Adesso. Esci fuori in strada e canta, solo un paio di minuti. Forte. Poi permettiti di rifarlo ogni volta che ti va. Prendi lezioni di canto se credi sia un'esperienza da fare. Tutti la possiamo fare. A tutti servirebbe.

Scrivi

Pensi sia palloso? O inutile? Be', non sai quanto sia liberatorio mettere nero su bianco tutto ciò che ti passa per la testa. Anche cose che non diresti mai a nessuno, anzi, soprattutto quelle. Prendi un foglio di carta e scrivi. A mano è più autentico, ma anche al PC va bene. Non deve essere poetico, romantico o narrativo ciò che scrivi. Deve solo essere ciò che sei. Un flusso di coscienza. Se poi riesci a mettere i tuoi pensieri in rima, in versi, in racconti è ancora meglio. Ma non è necessario.

Quello che è fondamentale è che tu possa sentirti davvero libera e liberata una volta che hai tirato fuori tutto quello che hai dentro. Anche se la reputi una cosa stupida, banale, incomprensibile. L'altro giorno sono stata male per diverse ore. Mi sentivo stupidamente inferiore a ipotetiche cantanti più fighe di me. Uno stato d'animo di cui vergognarsi, è vero. Sciocco, infantile, controproducente, dannoso, terribile. Ebbene l'ho scritto, l'ho messo nero su bianco, a mano, non facendo nemmeno caso al corsivo o allo stampatello (sì, sono anche un po' schizofrenica come dimostrano vari studi in merito...) e, magicamente, la sensazione se n'è andata. L'ho lasciata su quei fogli.

Questo per dire che, anche se scrivo questo libro, non sono "arrivata" o "risolta" o "più figa" di te. Sono solo una che prova a condividere esperienze e soluzioni con chiunque si trovi in difficoltà e situazioni simili a quelle che ho già vissuto io. Ma anche qui c'è lo step successivo, quello che può farti superare il limite: dopo avere scritto anche la cosa più stupida, che però ti fa soffrire, falla leggere a qualcuno. Anche se non l'hai affatto scritta per quello. Puoi anche pubblicarla su un blog, su un social, o metterla in una bottiglia e affidarla al mare. Perderai la faccia? No, al massimo aiuterai qualcun'altra. L'ho fatto qualche giorno fa, ho fatto leggere i miei deliri a qualcuno, chiedendo di non avere risposta. Ha funzionato benissimo, per liberarmi. Non è successo immediatamente, ma dopo qualche mezz'ora.

Fallo. Scrivi ciò che ti fa sentire brutta, goffa, inadeguata. Scrivi qualunque cosa ti faccia stare male e liberatene. E magari falla leggere a qualcuno. Ti aiuterà a superare quel confine, ma anche a sentirti ancora più accettata, ancora più accolta, ancora più "normale". E, soprattutto, libera. Ah, quanto fa sentire liberi raccontare i propri segreti, senza vergogna!

Balla

Un'altra cosa estremamente liberatoria, istintuale, corporale, fisica e, al contempo, mentale da morire è *ballare*. Metti una musica potente a tutto volume in casa e balla davanti a uno specchio. Vai in palestra a fare un corso di tango. Fai un'esibizione, un saggio, uno spettacolo. Fregatene. Senti il ritmo dentro di te, batti il tempo e muoviti di conseguenza. Vuoi superare il limite? Vai in discoteca e sali sul cubo. Sì, sul cubo! #chissenefrega.

Prova quella sensazione di libertà totale dal pensiero altrui. Balla! Pensa solo a muovere il corpo a tempo, alla sensazione di piacere che questo riesce a regalarti! Ballare tirerà fuori un'altra parte di te, quella più scatenata, agitata, esibizionista. Una parte importantissima, che per nessuna ragione al mondo può rimanere rinchiusa. Oltretutto imparerai a prendere coscienza del tuo corpo, dello spazio che occupa, di come lo occupa e di come si muove. Sarà rivelatorio e fondamentale per capire quanto sei bella e fino a che punto può arrivare la tua meravigliosa sensualità!

Travestiti

Tira fuori la tua supereroina, trasformati in Magica Emi (te la ricordi, sì?) e sali sul palco! Ti chiederai a cosa serva. Be', l'obiettivo è sempre lo stesso, liberare te stessa. Potresti obiettare: se quella da liberare è la vera me stessa, a cosa serve travestirsi? E soprattutto perché farlo? Riparto dall'esempio di Lady Macbeth: vestirne i panni, oltre che cantare, ha tirato fuori una parte di me che, per quanto negativa, nascosta e inconfessabile (guarda un po', lo sto "confessando" proprio qui, ed è un segreto...), è comunque me. È stata lasciata libera di esprimersi, di parlare, di muoversi e di comunicare senza fare male proprio a nessuno. Anzi, regalando anche qualche emozione.

Travestirsi, *recitare* serve a questo: a mostrare prima di tutto a te stessa qualche parte di te che magari non conosci bene. A tirarla fuori, a liberarla, a lasciarla andare, a permetterle di scorrazzare un po' senza catene. E poi serve anche a scrollarti di dosso qualche inibizione, di quelle scomode e fastidiose di cui parlavamo prima. Se riesci a fregartene del fatto che indossi una maschera, "rischiando" di essere ridicola (e credimi, l'effetto sugli altri può essere al massimo quello di regalare un sorriso, ma nella maggior parte dei casi, se sei fiera di ciò che indossi, gli altri ti invidieranno o ti ammireranno e basta), allora hai fatto il primo passo per fregartene di tutto il resto. Il primo passo verso la libertà di sentirti bella e sexy. E se pensi che farlo fuori casa sia passare il confine della decenza, allora inizia dentro casa: travestiti per una festa in maschera tra amici oppure per un gioco di ruolo con il tuo uomo. Ma di questo parleremo dopo.

Viaggia

Eh certo, mi dirai, facile ad avere soldi e tempo. Be', anche una gita fuori porta può essere vissuta come un viaggio (anche se andare in un paese straniero e immergersi in una cultura diversa è decisamente un'altra cosa). L'ideale sarebbe un viaggio da sola. Lo so, è uno step meno immediato degli altri, ma una tappa fondamentale del percorso verso te stessa. Viaggiare da sola ti farà scoprire quali sono davvero le tue risorse, quali sono i tuoi limiti, quali i tuoi punti di forza; tirerà fuori capacità e aspetti di te che nemmeno pensavi di avere. Ti aiuterà a riflettere, a passare forzatamente del tempo con te stessa, a capire quanto può essere bella e liberatoria la solitudine e anche quanto può essere bello tornare a casa dalle persone che ami.

Può anche aiutarti a capire chi e cosa ami davvero e cosa invece è bene eliminare in modo definitivo dalla tua vita. Conoscere altri modi di pensare ti aiuterà anche ad avere un punto di vista diverso da cui guardare le cose e quindi anche te stessa. Sei sicura che il tuo corpo appaia allo stesso modo anche in un'altra terra? E se da qualche altra parte assume un altro significato, perché considerato bello a prescindere, ad esempio dalle misure, cosa ti impedisce di traslare questo stesso filtro e questa stessa visione una volta tornata a casa? Non dimostra forse che alla fine è tutta una questione soggettiva?

Realizza un piccolo sogno

Uno di quelli di bambina, uno di quelli nel cassetto. Una di quelle cose che ti sono sempre sembrate inarrivabili, irraggiungibili, impossibili, semplicemente perché non te le sei mai permesse ma che, se le guardi ora, sono fattibili. Scegline una e realizzala. Fallo, ti renderai conto che è possibile. Ad esempio, per rimanere in tema, un viaggio: basta organizzarsi. Oppure un acquisto: basta anche una cosa piccola, che però non ti sei mai concessa prima. Serve a capire che puoi farlo, che, se ti permetti qualcosa, la puoi avere.

Vuoi sapere quale sogno ho realizzato per liberarmi e concedermi di essere una figa e per sentirmi viva dopo essere uscita da un tumore? Ho preso la patente A, mi sono comprata una moto e ho cominciato a scorrazzare per le strade della mia città sulle due ruote. Certo, non sono una velocista, né una in grado di piegare con il ginocchio a terra. Spesso cado, soprattutto da ferma, e mi scortico qualcosa. Ma ho realizzato davvero un sogno di bambina, ho dimostrato a me stessa di essere capace di fare qualcosa in cui mi ritenevo una pippa assoluta. Ora sono solo una mezza pippa, ma è già qualcosa. E la sensazione di libertà che mi regala la moto è pazzesca.

Allora pensa a qualcosa di simile e poi metti tutta te stessa nel programmare la sua realizzazione. Anche questo sarà un percorso catartico verso qualcosa che è potentemente tuo.

Spogliati, fai burlesque

Ti sembrerà una stupidaggine, ma imparare l'arte di spogliarsi ti renderà molto più consapevole del tuo corpo, dello spazio che occupa, di come lo occupa e di quanto puoi essere sexy. Perché non ti spoglierai solo dei vestiti e non sarà solo a tempo di musica. Ti spoglierai delle inibizioni, della vergogna, della paura, della tua presunta goffaggine. Diventerai più spavalda e più consapevole. Quanta bellezza esprimerà il tuo corpo! La stessa bellezza che è nella tua anima.

Allora cosa aspetti? Sali sul palco! Abbiamo già ampiamente parlato di scene da palco. Cantare, travestirsi, recitare, ballare. Ed è proprio l'ipotetico palco ad accomunare tutte queste situazioni. Il palco è magia: il proscenio, le quinte, l'emozione, la musica, le luci, il pubblico. Ah, il pubblico. Un'entità indistinta, che vedi e non vedi, ma che senti con le orecchie e con le corde dell'anima. Il pubblico è lì per te, ti guarda, ti ascolta, ti applaude. Eventualmente ti tira i pomodori. Comunque è lì per te. Perché si aspetta qualcosa da te.

In qualunque caso, sai di dovere dare il meglio di te. Perché in fondo, fra quel pubblico, la prima spettatrice di te stessa sei proprio tu. E lo devi a te prima che agli spettatori che probabilmente hanno pagato un biglietto per ricevere delle emozioni da te. Perciò penso: se palco significa tutto questo, se il "pubblico" sotto a un palco significa tutto questo, perché non sfruttare questa potenza anche quando un palco e un pubblico non ci sono? Tranquilla, non sono matta, adesso mi spiego.

Se una cosa può essere così potente, la nostra mente la può usare anche quando di fatto non c'è. Come? Basta immaginarla. E la nostra testa è così brava a immaginare, da renderla reale quanto basta. Non significa che ti devi drogare, né che devi diventare schizofrenica. In realtà si tratta anche qui di un atteggiamento, ma di un atteggiamento interno, tutto dentro la tua testa. E non significa rendere finta la realtà intorno, ma solo vederla in modo differente. Il famoso punto di vista, quello che ci salverà da tutti i mali. La prospettiva. Ecco, il palco può diventare una prospettiva, un caleidoscopio attraverso cui puoi guardare prima di tutto te stessa e poi il resto del mondo. O meglio, definiamo i ruoli: su quel palco ci sei tu; il resto del mondo è il pubblico.

Che significa? Che devi immaginare di stare su un palco. Sempre. E di essere la protagonista, perché in fondo lo sei eccome. Sei tu la protagonista della tua vita. E devi dare sempre il meglio di te, per soddisfare te stessa e per accontentare il pubblico che ha pagato per vederti e sentirti. Immagina questo palco a ogni angolo di strada, in ufficio, in macchina. Un palco di legno, con le quinte, le scalette per arrivarci, il camerino sul retro, la scenografia. Magari concediti un cambio d'abito e un ripristino del trucco dietro le quinte quando sei a casa. Però concediti anche di essere applaudita per tutto il resto del tempo in cui sei su quel palco: goditelo davvero quell'applauso, fermati, non correre via prima che finisca, è solo tuo e lo è fino in fondo. Essere acclamata, avere una folla che inneggia proprio a te, ti renderà forte, sicura e quindi anche bella. Una strafiga insomma.

Vedrai che questo "esercizio", stile di vita, prospettiva, punto di vista, chiamalo come vuoi, ti aiuterà a non pensare proprio più a quelle inibizioni, quelle convinzioni, quei confini che ti hanno limitato fino a questo momento. Anzi: romperai gli argini senza indugi, senza timori, perché dovrai per forza, sempre, dare il meglio di te. All'inizio sarà difficile, ma poi ti verrà automatico. E te ne fregherai di chi dovesse fischiarti o tirarti i pomodori, perché fa parte del gioco.

Il motivo principale per cui non ti concedi di essere bella e di esporti è la paura del giudizio e delle critiche altrui. Io le ho odiate per una vita, le critiche, e le odio ancora. Ma sono necessarie e soprattutto ineluttabili, come la morte. E come la morte fanno parte integrante della vita. Usale per migliorarti ancora, se sono costruttive, altrimenti fregatene e basta. E ricorda uno dei principi base del marketing: bene o male, l'importante è che se ne parli. Spesso giudizi negativi e critiche esistono solo perché qualcuno ti invidia. E questo significa che sei figa a prescindere. Proprio lì, su quel palco.

RIEPILOGO DEL CAPITOLO 3:

- SEGRETO n. 1: *Prova sensazioni nuove.* Concediti di mostrare te stessa e gli altri lati di te che tieni nascosti, che ti fanno paura, di cui ti vergogni: esci in strada vestita da cocomero!

- SEGRETO n. 2: *Libera te stessa: esprimiti.* Canta, balla, scrivi, suona. Trova modi per sperimentare te stessa fino all'estremo, anche davanti agli altri. Senza paura, senza vergogna. Fallo a squarciagola!

- SEGRETO n. 3: *Fai nuove esperienze.* Viaggia da sola, realizza un piccolo sogno, impara a spogliarti con il burlesque. Prendi confidenza con lo spazio in cui ti muovi quando usi il tuo corpo!

- SEGRETO n. 4: *Sali sul palco.* Ricordi Magica Emi? È la tua supereroina interiore: travestiti, trasformatici e vai, sali sul palco, immaginalo dappertutto e goditi l'applauso del pubblico!

- SEGRETO n. 5: *Canta.* Sì canta ancora e ancora. Mettiti in comunicazione con te stessa e libera sentimenti e sensazioni. E riuscirai a emozionare anche gli altri!

Capitolo 4:
Tira fuori il maschio che è in te

Avrai pensato, per tutte queste pagine che io ti abbia parlato solo di femminilità. In effetti è tutto declinato al femminile in questo libro. Ma c'è una verità inconfutabile: tutte noi abbiamo una parte maschile, più o meno accentuata. Così come i maschi hanno una parte femminile, che di solito rifiutano in blocco, ma che dovrebbero accogliere diventando subito molto più virili, a mio parere. Allo stesso modo, la tua parte maschile è quella che può renderti molto, molto più femminile, molto più sexy di quanto già sei. Hai presente quelle cose da maschiaccio? Ecco, quelle ti rendono più femmina che mai.

Battute a doppio senso; una moto sotto al sedere; una passione più manesca, come un'arte marziale; i videogiochi. Sai perché? Il tuo lato maschile tira fuori il tuo opposto e aggiunge alla tua femminilità quel tocco che la completa. Cioè, con la parte maschile, sei già risolta di tuo e non hai bisogno di altro. Non hai

77

idea di quanto questo risulti seducente per chi ti sta intorno. Ma il lato maschile non è solo questo: è anche quello più lineare, quello che semplifica, quello che pensa meno e agisce di più. Quello senza paranoie, per intenderci. E allora vediamo cos'altro puoi fare per liberarti, per migliorarti, per stare bene con te stessa e quindi per essere ancora più bella.

Elimina le sensazioni e i sentimenti inutili: paura, vergogna, imbarazzo, dolore

Ci sono in noi delle sensazioni e dei sentimenti assolutamente umani ma, in realtà, completamente inutili. Anche tu sei piena di paure, di vergogne, di imbarazzi, di dolori emotivi più o meno gravi, di paranoie, giusto? Lo siamo tutte. Ma segui un attimo questo ragionamento: perché tenersi strette cose come queste, come se fossero doni preziosi e insostituibili, come se fossero parti indispensabili per vivere, addirittura punti di riferimento, come se fossero appigli a cui aggrapparsi per non cadere?

Perché è in questo che trasformiamo paure, paranoie, vergogna: in punti di forza a cui aggrapparci. Ma sono cose dannose, non punti di forza! E questo i maschietti lo sanno già di default: se ci fai caso, loro non si soffermano più di tanto a pensare, vivono senza troppe paranoie. Dovremmo imparare da questo atteggiamento: in fondo ce l'abbiamo anche noi da qualche parte, insieme con il nostro lato maschile. Tiriamolo fuori.

Il segreto tuttavia non è eliminare del tutto le paranoie, ma eliminarle dalla nostra percezione del "qui e ora". In ogni caso quelle rimangono, volenti o nolenti, in un angoletto del nostro inconscio, ed è giusto così, perché fanno parte di noi. Però in questo modo non permettiamo loro di condizionarci o di dirci cosa dobbiamo fare. Ricorda, la protagonista sul palco *sei tu*. E sei anche la regista. Questi sono personaggi minori e rispondono al tuo volere, sei tu che li governi.

A cosa ti serve stare male e soffrire, se non a soffrire ancora di più e a perdere del tempo che invece potresti impiegare per cose belle (ricordi Pavese e l'inutilità del dolore?). A cosa serve avere paura se non a impedirti di fare qualcosa che magari desideri? A cosa serve vergognarti e imbarazzarti se non a limitarti nelle scelte, a frenarti quando magari, nel profondo, vorresti buttarti? A cosa serve farti le paranoie se non a rovinare rapporti che altrimenti

79

sarebbero solo giochi di luce? Eppure paure, imbarazzi, vergogna, paranoie esistono, e a volte sono ingombranti da morire.

Ma pensaci: se li relegassi in un angoletto silenzioso, non sarebbe meglio per te? Non riusciresti a fare più cose, a goderti di più i momenti e le persone, a buttarti in qualcosa che poi magari andrà anche male ma che, se non la facessi, ti perseguiterebbe per il resto della vita con qualche bel rimpianto in più? Vedi da te che si tratta di cose inutili, se non dannose. E siccome sono comunque impossibili da eliminare del tutto, le puoi travestire, le puoi gestire, le puoi addirittura sfruttare. Per conoscerti meglio, totalmente, per sentire davvero tutta te stessa, senza freni, e per scegliere qual è la tua parte migliore, quella che ti fa sentire veramente bene.

Il modo migliore per "eliminarle" è trasformarle in qualcosa di utile e di bello. Bello? Come fanno a essere cose belle? Semplice, perché ti appartengono. Sono te. Come altri aspetti meno sofferenti, meno impauriti. Sei sempre tu. Non rifiutare la negatività in blocco: lascia che arrivi, che ti attraversi e che poi se ne vada senza lasciare traccia. Sei bella anche così, anche per questo. Dunque paure, dolori, vergogna, paranoie: inutili, ma belli. E assolutamente non dannosi. Vivili scrivendoli, ballandoli, cantandoli, recitandoli, travestendoli, mettendoli su quel palco.

A questo serve quel palco, a questo serve liberare te stessa, a questo servono quegli "esercizi" talvolta un po' estremi. Ciò che rimarrà, dopo tutta questa "scrematura", sarà una creatura bellissima, consapevole, sicura, piena di luce. Che sa quello che fa e come lo fa. Che sa come appare. E che ne va fiera. Bella e sexy. E curvy, o non curvy. È assolutamente indifferente. Sarai comunque una creatura splendida. Lo sei già.

Il metodo "stikazzi"

Per liberare davvero il maschio che c'è in te e non farti più paranoie del necessario, assumi un altro atteggiamento, uno dei più vincenti e geniali messi in pratica dai nostri cari "marziani": il metodo "stikazzi". Non sarà francese, ma funziona benissimo! A Roma si dice "scialla". Significa che quando qualcosa non dipende da te, quando ci puoi fare poco, quando ti procura più fastidi che piaceri, deve scattare appunto la parolina magica: "stikazzi".

È una parola che serve per trasformare immediatamente qualsiasi cosa in un fatto di poca importanza. Attenzione, non perché tu te ne debba fregare di tutto e non assumerti le tue responsabilità, ma perché non puoi sempre avere o sentirti il peso delle cose sulle spalle, anche quando non dipendono totalmente o direttamente da te. E vale anche per le paure, la vergogna e persino i dolori. Qualcosa ti terrorizza? Ti vergogni di qualcosa? Qualcosa ti fa male? "Stikazzi". Ripeti con me: "stikazzi". La faccio lo stesso. All'inizio avrò paura, morirò di vergogna, mi farà anche un po' male, ma poi passerà, perché la affronterò. E quindi "stikazzi". Giusto?

Sorridi sempre, ma piangi ogni tanto

Ridere. E piangere. Già, banalissimo. Cose che immagino tu già faccia. Ma quanto sorridi? E sei capace di ridere davvero? Sei capace di lasciarti andare a quelle risate travolgenti, piene di acuti, casiniste, quelle che le persone si girano a guardarti e magari pensano pure male di te, perché loro una risata così non se la sono mai fatta (e non saranno mai capaci di farsela)? Quelle risate contagiose, che spingono chi invece a ridere è già capace a non potere fare a meno di far funzionare il suo neurone a specchio e ridere a sua volta? Io ho lavorato per anni in radio locali. E ciò per cui ero più conosciuta nell'ambiente era la mia forte risata scomoda. E sai cosa ho scoperto? Che alcuni ascoltatori, per via di quella risata, mi chiamavano letteralmente "puttana". Secondo te, cosa avranno voluto dire? Secondo me una cosa sola: che erano invidiosi da morire del mio modo di godermela. Punto.

Quante volte sorridi davanti a qualcosa di negativo? Quanto sei Pollyanna "inside"? Ricordi il gioco della felicità? Una roba oscena sì, ma illuminante. Quella, Pollyanna, non era credibile. Ma il suo tentativo era lodevole e applicabile a tante situazioni. Cercava sempre il lato positivo. È vero, non è semplice e non è nemmeno così sano, ma si può tradurre: a volte un lato positivo proprio non c'è, ma si può accogliere e abbracciare quello negativo come crescita inevitabile.

La chiave è sorridi. Magari mentre piangi. Ecco, e piangi. Piangi con i singhiozzi se serve. Non ti vergognare a commuoverti, nemmeno ai matrimoni degli sconosciuti. Piangi ogni volta che ne senti il bisogno. E non preoccuparti di mantenere un contegno quando invece ti viene da ridere: ridi, perdio, ridi sguaiatamente!

Piangere e ridere libererà in te e da te una forza incredibile. Ti sentirai più leggera, più te stessa e il risultato sarà un'aura di bellezza intorno a te. Ecco un altro modo per diventare sexy e attraente: non frenare le tue esigenze. Anzi, vivile fino in fondo.

Concediti del tempo e scegli un paio di passioni
So che sei impegnata. Che magari hai figli e comunque molte responsabilità. Il lavoro, la casa, i genitori, la famiglia, i servizi, le commissioni, i doveri... E se ti concedi qualcosa, spesso ti senti in colpa perché ti sottrai a questi doveri. È corretto? Non vorrei sembrarti un'istigatrice all'egoismo da quattro soldi, tipo psicologo anni '90, ma il tempo per te stessa lo devi trovare. Cioè, fra tutti i doveri, questo è quello più importante e perentorio. Serve a te, a prenderti cura di te per poi poterti dedicare con tutta serenità anche alle altre responsabilità.

Ritagliati del tempo per te, passalo a guardare il soffitto, a pensare, ad ascoltare musica, a masturbarti, a vedere serie Tv.
L'importante è che sia un tempo solo tuo. Vuoi un modo davvero efficace per impiegarlo? Trova due passioni, una più intellettuale e una più pratica, e buttatici con tutta te stessa, mettendoci tutto il

sesso di cui sei capace (se non capisci questa espressione, non ti preoccupare, ne parleremo nel quinto capitolo!). Soddisferai due lati importanti di te, ti innamorerai forse per la prima volta delle tue doti e ti concederai anche di fare qualcosa a cui non avevi mai pensato.

Che so, la danza del ventre? Il teatro, che non hai mai fatto perché pensi di essere una schiappa? Una disciplina in cui tirare una marea di pugni e calci (la kick o la thai-boxe) che non ti sembra abbastanza femminile (e invece lo è da morire, come abbiamo già detto)? Oppure la moto, come ho fatto io? O, ancora, la scrittura? Che ne dici di un bel corso di scrittura creativa in cui buttare dentro tutto ciò che non ti concedi di dire e di pensare normalmente? O un corso di pittura? O quel corso di canto di cui parlavamo prima? Cavolo, di stimoli ne puoi trovare tanti e non necessariamente a pagamento.

Esistono anche tante associazioni o iniziative pubbliche che prevedono corsi gratuiti. Internet pullula di tool di qualsiasi genere. Non trovare scuse o giustificazioni, soprattutto quella dei soldi che non ci sono mai. Qualcuno che conoscevo diceva:

troviamo sempre mille scuse per non fare qualcosa, ma nemmeno una per farla. Riflettici. Trovare due passioni che ti soddisfino, alla fine, ti farà innamorare di te stessa. È il tassello fondamentale per realizzare tutte le cose descritte in questo libro: tirerai fuori i lati migliori di te e butterai via quelli peggiori, o imparerai a domarli, a farci amicizia. Vedrai quanto ti piacerà buttarti nelle tue passioni: ti farà sentire viva, pulsante, ti farà dimenticare tutte le paranoie. E anche questo ti renderà bella, interessante e attraente per chi ti sta intorno, ma soprattutto per te stessa.

Fai ordine

L'ordine è alla base di tutto. Non parlo di quello maniacale, quello che ti obbliga a mettere i panni nell'armadio divisi per colore. Parlo di un ordine mentale e spaziale che ti lasci modo di esprimerti. Quale sia lo devi sapere tu, può anche essere un caos ordinato, basta che sia un ordine assolutamente riconosciuto come tale da te, secondo criteri per te incontrovertibili. Se riesci a fare ordine in questo modo intorno a te e dentro di te, crei il contesto adatto a tirare fuori la vera te e trasformarti in quella bella e sexy, come hai sempre desiderato.

Sentiti e vestiti figa

Sì, ma come, se le fighe "vere" stanno solo su cartelloni, sulle copertine, alla Tv o su YouPorn? Allora, qualche consiglio pratico su come vestirti lo vedremo fra poco.

Qui però sto parlando proprio di altro: concediti di essere figa. *Osa*, non avere paura di osare! Indossa ogni tanto qualcosa di un tono più su rispetto all'occasione. Mostra un po' di scollatura, un po' di coscia. Oppure sii più elegante di quanto la situazione richiede. Che ti importa... Ti fa sentire bene? Fallo.

L'importante è che tu, in quei panni, ti senta figa. Pensalo, sentilo, lasciatene attraversare. Non significa mentire a te stessa o crederti chissà chi. Cammina a testa alta, come se avessi un pubblico, una telecamera puntata in faccia o un'asta per selfie che ti aspetta dietro a ogni angolo. Come se fossi *sempre su quel palco*. Tiratela un po', insomma, non troppo, il giusto.

Assumi sempre la tua postura migliore, il tuo sorriso più smagliante, la sua espressione più distesa. Serena fuori, ugualmente serena dentro, che a sua volta si traduce in "quanto appaio figa". Perché in realtà non ti ci senti solo, lo sei. Ti ci trasformi solo pensandolo.

Fai la prova: esci per strada vestita come ti immagini figa da un po', magari con l'ultimo vestitino acquistato che non hai ancora avuto il coraggio o l'occasione di mettere. Cammina per un po' su un marciapiede qualsiasi. Con la testa alta, l'atteggiamento sexy di cui parlavamo all'inizio, la postura da star, la camminata da red carpet. E osserva le reazioni.

Scruta chi ti osserva: perché vedrai che ci saranno molti occhi per te. Lasciati attraversare dalla sensazione che tutto questo ti può dare. E continua a sentirtela addosso. Sempre. Fa bene. Al cuore, all'anima e al corpo.

Vogliamo parlare, a questo proposito, di uno dei traumi peggiori quando sei curvy? I negozi di abbigliamento. Lo so, l'incubo della taglia 38 e della 42 che fra un po' è considerata una taglia forte. L'incubo dei manichini, perché sei abituata a vedere modelli di vestiti che stanno bene solo a loro, ma in fondo pensi che forse staranno bene anche a te, salvo poi ritrovarti nel camerino a fare la soppressata che si dimena nello spago.

Perché, diciamocelo, certi capi di abbigliamento sono davvero pensati *solo* per i manichini. E le taglie "normali" il negozio non le acquista nemmeno. E tu, che magari sei una 44 o una 46, ti senti tagliata fuori dal mondo. Se poi viaggi dalla 48 in su, non ne parliamo, i negozi più gettonati e diffusi soprattutto nei centri commerciali ti fanno sentire un essere alieno.

Ti ritrovi a fare cacce al tesoro che a volte pensi che perderai in partenza: saltelli da un negozio all'altro e non trovi mai niente che ti possa stare come volevi. Risultato? Pomeriggi persi dietro a frustrazioni da camerino. Ritorni a casa sconfitta e ti butti sul barattolo della Nutella. Quante volte ti è capitato? A me continuamente.

Se vuoi un consiglio su come uscirne, il primo passo è cambiare visione. Non guardare i manichini, non guardare le nuove mode, non pensare che esistano solo quei modelli. Non ci sono solo tagli stretch per rendere una donna sexy oppure tute jumpsuit per renderla elegante. La fantasia riesce a vestire tutte le taglie, per fortuna.

Il secondo passo è cambiare negozi. Lascia perdere quelli troppo commerciali e non buttarti per forza solo su quelli per taglie forti, perché lì si passa quasi sempre ai modelli della nonna. Cerca. Esistono i marchi ma anche piccoli negozi fuori dai circuiti più grossi, che vendono begli abiti anche per taglie oltre la 42.

E poi ormai c'è una cosa utilissima in giro: Internet. Sì, lo so che così la roba non la puoi provare, ma quando si acquista abbigliamento online le misure si possono confrontare con una certa precisione, metro alla mano. E poi c'è sempre il reso che, ti assicuro, funziona. Basta affidarsi a siti seri, come Zalando o Wish.

Il terzo passo è trovare uno stile. O diversi stili a seconda delle occasioni. Quello per tutti i giorni, quello per le occasioni speciali, quello elegante e quello sportivo. Magari tutti con un unico filo conduttore, l'importante è che sia quello con cui ti trovi a tuo agio. E siccome te lo scegli da sola, potrebbe essere uno stile che si adatta molto bene, per definizione, alla tua taglia. Di conseguenza troverai negozi, shop online e mercatini adatti a te fin da subito. Senza incubi, senza cacce al tesoro finite male, senza soppressate in camerino.

Inoltre, usa gli accessori. In base allo stile che scegli, gli accessori sono fondamentali. Arricchiscono il significato di ciò che esprimi e soprattutto "distraggono": te dal sentirti a disagio e gli altri dal vedere presunti difetti (cosicché ti sentirai ancora più a tuo agio). E poi gli accessori sono belli, esprimono personalità! E tu sei bella e di personalità ne hai da vendere!

Circondati di fan, perché anche tu hai dei fan!
Sai che anche tu hai dei fan? Ovvio, sempre che tu decida di salire su quel palco di cui parlavamo nel capitolo 3. Una volta che sei lì sopra, non puoi scendere quando ti pare. Devi arrivare alla fine dello spettacolo, qualunque cosa succeda. «The show must go on» ti ricorda niente? Quindi, se rimani su quel palco, ti assicuro che avrai dei fan. Che è una cosa bellissima ed entusiasmante.

Sono loro che devi cercare. Sono più di semplici amici, sono più di un semplice ragazzo con cui stai tanto per non rimanere sola.

91

Sono persone che ti ammirano, che vedono la tua luce, che capiscono il tuo talento, che sanno bene quanto vali e quanto tu sia figa davvero. Sono quelli che ti vedono, che ti sanno e che ti sentono bella al di là di tutto, delle cicatrici, delle rughe, degli inestetismi, delle taglie di qualsiasi numero.

Non sono loro a costruire la tua autostima, ormai lo sai: quella parte solo da te. Ma sono loro a creare un ambiente sano e luminoso intorno a te. Sono loro che ti aiuteranno a creare quell'ordine mentale e spaziale indispensabile per far uscire te stessa, per diventare bella e sexy! Sono loro a creare terreno fertile per tutto questo. Quindi non smettere mai di cercare e non accontentarti di amici o fidanzati tiepidi che in realtà non vedono in te la star di te stessa. Fan! Accetta e concediti solo ai tuoi fan!

RIEPILOGO DEL CAPITOLO 4:

- SEGRETO n. 1: *Tira fuori il tuo lato maschile*. Ce l'hai, ne sei provvista ed è utile: ti rende più femminile esprimere una caratteristica più rude o coltivare una passione più "manuale".

- SEGRETO n. 2: *Vivi più "scialla" con il metodo "stikazzi"*. Fa sempre parte del tuo lato maschile: meno paranoie, più azione. Meno complicazioni, più linearità. Inibizioni, paure, vergogne: tutte cose inutili di cui puoi liberarti.

- SEGRETO n. 3: *Ridi sguaiatamente, piangi con i singhiozzi, sentiti e vestiti figa*. Modi per liberarti, per prendere coscienza di te, per sentirti bella e speciale. Perché lo sei.

- SEGRETO n. 4: *Concediti tempo, fai ordine e scegli due passioni solo tue*. Per rigenerare la mente e il corpo.

- SEGRETO n. 5: *Circondati di fan*. Fa sempre parte del crearsi l'ambiente ideale. I semplici amici o un ragazzo tiepido non bastano, ci vogliono quelli che ti trattano come la protagonista e l'eroina che sei. E tu farai lo stesso con loro!

Capitolo 5:
Fai sesso!

Proprio così. *Fai sesso*. Ti sto dicendo l'esatto opposto di quello che probabilmente hai sentito nei primi vent'anni della tua vita. E attenzione, non ti sto dicendo di diventare improvvisamente una che la dà a tutti. Il sesso è una delle cose più interessanti che possiamo sperimentare su questa Terra come esseri umani, se lo consideri soltanto come espressione fisica di amore e attrazione; in soldoni come penetrazione e dintorni.

Ma il sesso è anche molto, molto di più. Ed è anche molto, molto altro. Quando dico «fai sesso» intendo moltissime cose a cui forse in questo momento non riesci nemmeno a pensare. Ti sarai accorta che uso spesso il termine "atteggiamento". È un po' il filo conduttore di questo libro: ebbene, anche il sesso è in qualche modo un atteggiamento. Un modo di essere, di fare, di pensare, di vedere le cose. Un modo liberatorio, primordiale, istintuale, artistico, intenso, totalizzante. Il modo migliore per amarsi e amare, il modo migliore per vivere tutto con la giusta intenzione. Ma di che vai blaterando, mi dirai. Che c'entra tutto questo con il fiore, l'ape, il polline... insomma la ginnastica da camera e la visione della vita... non è molto chiaro.

Allora chiarisco: conosco una persona, a me molto cara, che suona la batteria e usa spesso questa espressione: «Io con la batteria ci scopo». Ed effettivamente, a vederlo, quando suona sembra effettivamente impegnato in altro. Suda allo stesso modo, ha sul viso le stesse espressioni, gode in egual misura (si vede dagli occhi) e soprattutto trasuda davvero sesso da ogni poro. E questo, il pubblico, lo nota parecchio. Pure se è nascosto in un angoletto, lui riesce a rendersi protagonista. Hai mai visto Tori Amos suonare/cantare? Ecco, l'effetto è più o meno quello.

Ora, non che il sesso debba trasformarti improvvisamente in un batterista che gocciola sudore e fa impazzire le folle, ma l'esempio dovrebbe servirti a chiarire il concetto. Scopa con tutto ciò che fai. Metti il tuo piacere e il tuo istinto primordiale in tutto. In altre parole, il concetto è: *ama, profondamente ama, follemente ama* tutto ciò che fai. Parafrasando Shakespeare, che diceva

«Ama, ama follemente, / ama più che puoi e se ti dicono che è peccato, / ama il tuo peccato e sarai innocente», ama tutto ciò che fai, più che puoi e se ti dicono che è peccato, fregatene, perché è il solo modo per fare davvero qualcosa sentendoti viva.

Nella vita c'è chi sceglie di sopravvivere e chi sceglie di vivere. Credo che, se stai leggendo questo libro, tu appartenga alla seconda categoria. E se scegli di vivere, non puoi non *amare*, non *fare sesso*, non *provare piacere* per qualsiasi cosa tu faccia. Senza pensare che sia un peccato, un tabù, una colpa o chissà quale altra diavoleria pseudoreligiosa o socialmente deviata. Il sesso fa parte di te. È tuo come la luce, come il buio, solo che è una parte profonda e articolata, strettamente connessa con tutto: con il corpo, *in primis*, con la mente, con il cuore e con l'anima poi. Con il sangue, con la carne. Con i pensieri. I retaggi culturali lasciamoli a qualcun altro. *Ama*. Se parti da te stessa, e ti concedi di amarti, il resto verrà per forza.

Fai sesso con te stessa

Fai sesso con te stessa: è la prima regola. Che mentalmente si traduce anche nell'autostima di cui parlavamo prima, e nell'accettazione di tutto, anche del tuo buio. Ma fisicamente significa una cosa sola: masturbati. Sì, hai capito bene. Masturbati: toccati, conosciti, liberati, immagina, fantastica, guarda porno (soft, hard, amatoriale, nudi artistici, #cometipare), vieni, urla. Non hai idea di quanto questo ti metta in connessione con tutta te stessa e di quanto ti aiuti a sentirti più bella.

Conosciti: impara il tuo corpo a memoria, insegnati cosa ti piace di più, esplora la tua vagina, il centro del tuo potere femminile, la zona idolatrata dai popoli e dalle religioni ataviche. E concediti di provare emozioni forti, sì, anche e soprattutto da sola. Di essere tu la protagonista anche di questo palco. Di essere proprio tu a provocarti piacere, e sempre tu a goderne. E poi, da lì, il gioco sta tutto nel trasferire quelle stesse sensazioni, quelle stesse emozioni, quelle stesse pulsioni verso tutto il resto della tua vita.

Metti del sesso in tutto ciò che fai. Nel lavoro, nelle relazioni e soprattutto nelle tue passioni. Fai sesso con tutto ciò che ti piace, che significa: stabilisci una connessione profonda, atavica, istintiva, corporale e mentale con quello che ti piace fare, e falla lasciandoti andare. Ti deve guidare solo il piacere. Il tuo obiettivo

97

è solo l'orgasmo, un apice che può essere diverso a seconda di quello che fai, ma che deve essere sempre, per forza, il punto più alto a cui aspirare e a cui arrivare.

E sai cosa succede a quel punto? Che ti spogli delle inibizioni scomode, che non ricordi neanche più di avere avuto convinzioni autolimitanti, che diventi senza dubbio alcuno bella, attraente e sexy, senza nemmeno accorgertene. Come accade al mio amico batterista sul palco. O a me, quando canto. Faccio del gran sesso con la mia voce, sai? Soprattutto su un palco. Ma anche in solitaria, quando provo i pezzi, quando mi immagino là sopra, ma ancora non ci sono salita.

Poi, una volta che sono su quel palco, chi mi vede rimane a bocca aperta. Pure se ho tutti i difetti elencati nel secondo capitolo. Pure se non sono bella oggettivamente, parlando secondo i canoni del perbenismo estetico. Pure se ho delle cicatrici oggettivamente brutte. Pure se ho una fisicità che mi fa apparire goffa e ingombrante. Eppure appaio bella e profondamente sexy. E sono curvy eh! A giorni alterni, anche molto curvy (capita anche a te di gonfiarti e sgonfiarti dalla sera alla mattina manco fossi un palloncino? A me sempre!). Quindi ecco una dritta pazzesca: *metti sesso in tutto*. Con te stessa, con il tuo partner e poi con tutte le cose che fai. Doma e soddisfa la bellissima creatura atavica che è in te, con il solo piacere di un orgasmo come obiettivo. E diventerai ancora più bella, ancora più sexy.

Conosci te stessa

Il primo passo verso la libertà interiore, la serenità esteriore e la bellezza totalizzante è conoscere sé stessi. Anche se sembra tanto un monito socratico, si tratta davvero di un "segreto" imprescindibile e di un obiettivo che non è poi così scontato. Ti faccio una domanda: conosci te stessa? E te ne potrei fare all'infinito. Sai qual è il massimo del piacere a cui puoi arrivare con il corpo? E con la mente? Li hai mai sperimentati? Sai cosa ti ci può far arrivare? Sai quali sono gli stadi intermedi? Sai quali sono i punti più sensibili del tuo corpo? Conosci le fantasie che più ti stimolano?

Ok, la smetto. Ma intanto rispondi a ognuna delle inopportune domande che ti ho fatto, perché in parte ti diranno se conosci almeno un po' te stessa, oppure se in realtà in te alberga anche qualcun'altra, di cui non hai in realtà molta percezione. Un'entità più o meno dormiente, che magari fa capolino ogni volta che avverti un vago senso di insoddisfazione. Perché quell'altra te stessa ha bisogno della te stessa che conosci già: devono fare amicizia, scoprirsi, camminare insieme. Quell'altra te stessa ha bisogno di liberarsi ed esprimersi. Altrimenti si sentirà frustrata a vita e tu con lei. E non riuscirai mai a essere davvero bella.

Lasciati andare

Come puoi fare per conoscere te stessa? Ascoltati. Lasciati andare. Immagina. E sperimenta. Non negarti niente, non impedirti niente. Innanzitutto prendi più confidenza con il tuo corpo, con *tutto* il tuo corpo, soprattutto con le tue parti più intime. Toccati, non è più un tabù. Non esistono più i tabù, la tua vagina è il centro di tutto, è il fulcro della tua femminilità, ma anche il punto da cui parte la vita, la forza venerata dai popoli fin dall'inizio dei tempi.

Lì racchiudi anche tu un mistero di inaudita potenza, lì c'è il segreto della nostra esistenza. Perché mai non dovresti prenderci confidenza? Devi conoscerla, sapere cosa le piace e cosa invece le dà fastidio. Devi sapere com'è fatta. Guardala, se necessario con uno specchio, imparala, toccala in ogni suo punto, dentro e fuori. Non inorridire, per carità, è come se ti stessi toccando un braccio, in fondo: è tua, fa parte di te, sei tu!

E poi devi pensare. Usa la fantasia per immaginare cosa ti piacerebbe ricevere, cosa ti piacerebbe dare. Pensa a tutto il tuo corpo come a un immenso strumento di piacere. Ogni tua terminazione nervosa è un polo ricettivo in grado di dare e di ricevere piacere. Ogni singolo centimetro del tuo corpo può essere coinvolto nel sesso, nelle emozioni e nei piaceri del corpo e dell'anima. Ogni singolo poro della pelle può regalarti sensazioni più o meno forti. Devi capire quali, dove e con quale intensità concederti di sentirle.

Non avere paura delle fantasie, perché sono l'unico modo per sperimentare e conoscere. È come con la scienza: le grandi scoperte sono state fatte grazie a delle ipotesi fantasiose e azzardate, confermate poi da prove empiriche, ma formulate quasi per gioco. Ed ecco un'altra parola chiave del sesso: il gioco, la dimensione ludica. Perché il sesso è divertimento. Non c'è niente di cupo, di doloroso, di sporco o di proibito nel sesso.

Se trovi qualcosa del genere, non è sesso: è retaggio culturale, è la voce dei tuoi genitori che ti risuona in testa, è la frustrazione di qualche amica raccontata nelle notti da adolescenti, è la paura dell'ignoto, di un presunto dolore o di qualcosa di più grande che è troppo potente per lasciarti indifferente, è qualche voce maligna messa in giro da chi non riesce a superare quel confine con sé stesso e lasciarsi andare.

Conosciti. Pensa. Immagina. Sperimenta. Gioca. E parlane con il tuo partner, se ne hai uno. Lasciati andare, non avere paura, non vergognarti: la vergogna non c'entra nulla con il sesso. Il dirty talk è un buon modo per iniziare a spogliarti (in tutti i sensi) e a liberarti: significa letteralmente "parlare sporco" ed è proprio quello a cui stai pensando.

Parla ad alta voce usando termini che non ti sei mai concessa di usare, costruendo storie spinte, dando voce alle fantasie nascoste, immaginando scene da film porno; raccontale, descrivile, usa parole forti. Fallo mentre ti tocchi. E immagina che qualcuno ti stia ascoltando e che, invece di giudicarti, rimanga a guardarti desiderandoti fortemente. Fallo di nuovo quando c'è anche il tuo partner: è una pratica che crea un'intesa pazzesca fra menti e corpi. Ma non è l'unica. È soltanto molto semplice da praticare e molto efficace per fare affiorare in superficie ciò che è dentro di te, in profondità, e che magari non hai mai avuto il coraggio di liberare.

I tuoi obiettivi devono essere sostanzialmente due:
- avere piena consapevolezza di tutta te stessa, del piacere che puoi dare e soprattutto di quello che puoi e vuoi ricevere;
- capire in quali e quanti modi puoi raggiungere il tuo apice, o meglio, i tuoi apici; perché l'orgasmo, ti assicuro, non è uno solo: ne puoi provare diversi e in molteplici modi.

Il benessere sessuale

Vuoi scoprirlo da sola? Vuoi imparare tutte queste belle cose? C'è un solo modo per farlo: *sperimentare*. Il sesso è anche una continua ricerca, soprattutto dentro e su te stessa, prima che con il partner. Pratiche anche un po' "estreme" e/o articolate come quelle del BDSM (*Cinquanta sfumature* ti avrà sicuramente solleticato almeno un po' la curiosità, anche se non è poi così realistico), possono ad esempio aiutarti a scoprire le tue potenzialità e anche tutti i tuoi preziosissimi limiti: si sperimenta con molta intensità e quindi si riescono a scoprire lati mai immaginati. Sensazioni, reazioni corporee, piaceri impensati, che hanno a che fare sì con il corpo, ma che coinvolgono inevitabilmente anche la mente.

Il bondage, l'arte del legarsi (una pratica che tuttavia non devi mai sperimentare da sola senza prima avere seguito un corso, perché può diventare pericolosa!), ad esempio è pazzesco. La sola idea di affidarti completamente a qualcuno che dispone del tuo corpo senza che tu ne possa avere il minimo controllo, che sai che si fermerà soltanto quando tu gli dirai di farlo e soltanto al tuo limite (usando le *safe words* concordate), che con più o meno delicate sensazioni tattili attraverso mani e corde può risvegliare in te di tutto – sirene, fate, demoni e bestie – portandoti anche all'estremo confine del mondo, contiene in sé tutta l'eccitazione del mondo. Non trovi?

Allora, dicevo, sperimentare è fondamentale: arrivare a punti estremi, come appena detto, è altrettanto fondamentale perché tu possa arrivare a conoscerti sul serio. Per liberare te stessa, per sapere esattamente cosa vuoi dal piacere con te stessa e con il partner. Non è detto che questo avvenga necessariamente con il bondage, di modi ce ne sono tantissimi, ma è importante che tu abbia degli strumenti per arrivare alla consapevolezza. Pratiche, oggetti (non hai idea di quanti ne esistano, da usare da sola o in coppia; i miei preferiti sono i Rabbit Vibrator o i Butterfly Vibrator: solo a toccarli, scoprirai almeno uno degli orgasmi possibili!), completini, roba varia da indossare, sorprese, giochi di ruolo, fantasie, YouPorn.

Si chiama *benessere sessuale*. Un concetto che, volutamente, nessuno ci ha insegnato. Parte dalla consapevolezza di sé in totale libertà (che, comunque, non scordarlo mai, inizia e finisce con la libertà degli altri; non significa invasione o mancanza di rispetto, nemmeno verso te stessa) e arriva a farti stare bene con il tuo corpo e con la tua mente, in una comunione senza eguali. Non c'è niente che possa appagarti tanto, se sei davvero in connessione con il tuo piacere; che è fisico, certo, ma ti assicuro anche molto, molto mentale. L'uno non può esistere davvero senza l'altro. Se

105

provi solo piacere fisico (o solo mentale), non c'è una vera connessione, non c'è vero benessere, non si tratta del godimento completo, ma solo di una sua parte.

Il benessere sessuale è qualcosa che tutti dovremmo scoprire e coltivare per viverlo con serenità. E se finora non l'hai mai contemplato, non è mai troppo tardi per cominciare, anzi, è proprio ciò che devi fare. Parti da qui. Da te stessa. Dal tuo benessere sessuale, che poi significa benessere del corpo e della mente. È solo e soltanto la consapevolezza della te stessa profonda e della tua connessione con questo tuo corpo umano e mortale, che ti renderà bella, bella davvero, bella da impazzire. Terribilmente sexy. Assolutamente irresistibile. E non è una promessa, è una certezza.

Non hai idea di quale sia il punto di partenza? Insomma, non sai da dove cominciare? Hai bisogno di una guida, di un consiglio, di una strada da seguire? Inizia a decidere di volere intraprendere un percorso serio con te stessa. È il preludio necessario. Lo vuoi davvero? Vuoi scoprire te stessa e passarci nel miglior modo possibile il resto dei tuoi giorni? Vuoi conoscere tutti i punti cardinali del tuo piacere? Vuoi essere davvero bella? Se la risposta è sì, allora è deciso.

Basta questo per proseguire con i consigli che ti ho dato. La scoperta del tuo corpo, la masturbazione, la sperimentazione di pratiche e di oggetti, i film porno. Le fantasie e il coraggio di parlarne e di provarle con il partner. Il dirty talk, il BDSM, i Rabbit Vibrator.

Se invece pensi di avere bisogno di qualcuno che ti guidi, prova a seguire me e la mia guru di benessere sessuale, Giovanna, sul blog http://www.lovelifelust.com/ e su questa pagina Facebook: https://www.facebook.com/giovannaroma.rossolimone.

Ci troverai pronte a consigliarti e a seguirti nel tuo percorso, nonché a organizzare fantastici party a base di esperienze nuove, di giochi divertenti e sì, anche di vibratori più o meno improbabili.

RIEPILOGO DEL CAPITOLO 5:

- SEGRETO n. 1: *Conosci il tuo corpo e la tua mente.* Esplorati, sperimentati, guardati, toccati, scopriti. Lasciati andare, liberati dei tabù (inutili e limitanti), mettiti in connessione con il tuo corpo. Fantastica, immagina, non frenarti.

- SEGRETO n. 2: *Metti il sesso in tutto ciò che fai.* È l'unico modo per vivere davvero e per innamorarti prima di tutto di te stessa.

- SEGRETO n. 3: *Impara la consapevolezza del piacere.* Devi sapere quale piacere vuoi ricevere, quale vuoi e puoi dare e quali sono i limiti. Ma, al contempo, non smettere mai di cercare esperienze nuove.

- SEGRETO n. 4: *Sperimenta senza paura e senza vergogna.* Prima da sola, poi con il partner. Intraprendi un percorso, frequenta un corso di bondage, fai burlesque, osa, compra completini intimi, oggetti sessuali da provare. Esiste tutto un mondo che aspetta solo te!

- SEGRETO n. 5: *Cura il tuo benessere sessuale.* È importante tanto quanto quello fisico o quello mentale, anzi, è la sintesi dei due: senza non ti sentirai mai davvero bene. E soprattutto non sarai mai davvero bella e sexy.

Conclusione

All'inizio di questo libro ti sentivi brutta. Ora so per certo che qualcosa è cominciato a cambiare dentro di te. A volte sono piccoli incontri a stravolgerci la vita; talvolta bastano poche parole, due righe, un sorriso. E io spero che queste pagine siano state per te importanti.

Mentre le scrivevo, fantasticavo di metterci dentro l'input che ti poteva servire per intraprendere una strada nuova, con un altro specchio appeso in camera e un punto di vista diverso per guardarci dentro. Un input per permetterti di sentirti ed *essere* bella. Una faccenda che - credo ormai tu l'abbia capito - non ha a che fare solo con l'estetica, ma che riguarda tutto l'amore per te stessa e la ricerca di una vita costellata di piacere e positività.

Sono riuscita a trasmetterti tutto questo? Voglio credere di sì, anche se non sono nessuno per avere questa presunzione; solo una ragazza che ha il desiderio di raccontare la sua storia e i suoi passi in avanti, con la speranza che possano essere utili anche ad altre donne.

Io ho avuto una vita sicuramente un po' fuori dalle righe, spesso complicata, ma nonostante tutto anche bellissima. E bellissima lo è diventata (e migliora ogni giorno di più) grazie ad alcuni incontri. Con persone davvero molto speciali – a quel batterista che nominavo prima ad esempio, devo molto di quel che c'è in questo libro e del sorriso che ho stampato in faccia ogni giorno – e con situazioni nuove che mi hanno resa diversa, migliore, più *bella*.

Uno di questi incontri è stato con la meditazione: ha cambiato il mio modo di vedere e di vivere gli eventi esterni, con risultati sorprendenti sulla mia serenità interiore. Dovresti provarla!

Un altro è stato il canto, che imparo, coltivo, pratico e insegno ormai da molti anni. Mi ha messo in connessione con me stessa e mi ha trasmesso una grande verità: la voce è una parte di noi davvero importante e bellissima. Ci permette di esprimerci, di riconoscerci, di identificarci, di comunicare. Quindi va usata bene e curata sì come uno strumento, ma anche come una parte effettiva del nostro corpo, come un qualsiasi altro apparato, organo, osso o muscolo.

Un altro incontro importante è stato quello con Giovanna, una consulente di benessere sessuale che ormai è anche una cara amica e collega.

Anni fa ho partecipato a un party, uno di quelli alla *Sex and the City* (mi è sembrato tutto d'un tratto di trovarmi in un locale ultimo grido di New York con Carry, Charlotte, Miranda e, soprattutto, Samantha!), dove oltre a girare di mano in mano Rabbit Vibrator viola shocking e strani aggeggi anali, si è parlato tanto di benessere personale, sessuale, ma anche fisico. Di accettazione del proprio corpo e di tutto ciò che ne fa parte e che, magari, a volte rifiutiamo, o non capiamo, o ci fa male.

E qualcosa è scattato dentro di me. Ho approfondito e ho scoperto un mondo. Che poi mi ha portata alla scoperta di me stessa. Una scoperta che continua ancora, ma che è iniziata tutta da lì, da una semplice festa, da un po' di imbarazzo, da una risata così sguaiata e liberatoria che mi ha aperta a doppio senso, verso me stessa e verso gli altri.

Se vuoi conoscermi un po' di più, puoi trovarmi qui: https://www.facebook.com/sexyvia